沧州医学高等专科学校自编教材

病原生物及免疫学实验与学习指导

主　编　许郑林　孙凤娥
主　审　张瑞兰
副主编　朱凤林　陈瑞玲
编　者　(以姓氏笔画为序)
于春涛　王　蕾　田　毅
朱凤林　孙凤娥　刘玉霞
许郑林　陈　洋　陈瑞玲

中国医药科技出版社

内容提要

本书为沧州医学高等专科学校自编教材之一。书中包括免疫学基础、医学微生物学及人体寄生虫学三方面的内容，分为两大部分，第一部分为实验指导，第二部分为学习指导。两部分既相对独立，又有内容上的联系与衔接。实验指导部分包括了各学科最基本的实验方法，体现了实验内容的综合性。学习指导部分以章为单位，每章包括大纲要求、学习要点、自测题及参考答案。可供医学高等专科学生参考。

图书在版编目（CIP）数据

病原生物及免疫学实验与学习指导/许郑林，孙凤娥主编. —北京：中国医药科技出版社，2011.9

沧州医学高等专科学校自编教材

ISBN 978-7-5067-5140-7

Ⅰ.①病… Ⅱ.①许… ②孙… Ⅲ.①病原微生物-实验-医学院校-教学参考资料 ②医药学：免疫学-实验-医学院校-教学参考资料 Ⅳ.①R37-33②R392-33

中国版本图书馆 CIP 数据核字（2011）第 163796 号

美术编辑 陈君杞
版式设计 郭小平

出版 中国医药科技出版社
地址 北京市海淀区文慧园北路甲 22 号
邮编 100082
电话 发行：010-62227427 邮购：010-62236938
网址 www.cmstp.com
规格 787×1092 mm 1/16
印张 10 ¼
字数 215 千字
版次 2011 年 9 月第 1 版
印次 2013 年 4 月第 3 次印刷
印刷 三河市腾飞印务有限公司印刷
经销 全国各地新华书店
书号 ISBN 978-7-5067-5140-7
定价 19.00 元

《沧州医学高等专科学校自编教材》

编　委　会

前　言
preface

本教材的编写是以教育部《关于加强高职高专教育人才培养工作的意见》为依据，以就业导向的职业教育方针为指导，以提高学生的岗位职业能力并实现可持续发展为目的，着眼于学生的职业素质、创新精神、专业技术和应用能力的培养，在教材内容方面以“必需、够用”为度，力求突出“思想性、科学性、先进性、启发性、适用性”。

本教材内容分为两大部分，第一部分为学习指导，第二部分为实验指导。两部分内容既保持了相对独立性，又注意到内容的联系与衔接。学习指导部分以章为单位，每章包括大纲要求、学习要点、自测题及参考答案。实验指导部分包括了本学科一些最基本的实验，并努力体现实验内容的综合性。

本教材是在全体编者共同努力下完成的。在编写过程中，得到了单位各级领导及同仁的大力支持和热心帮助，在此一并表示感谢。由于我们的学术水平和编写能力有限，教材中的缺点、错误在所难免，恳请广大师生、同行提出宝贵意见。

许郑林

2011 年 7 月

目　录
contents

第一部分　实验指导

第二部分　学习指导

第一部分
实验指导

>>>

实验一　凝集试验

一、直接凝集试验（玻片凝集试验）

【实验原理】　玻片凝集试验是一种定性实验。用已知的诊断血清，与被检的细菌或细胞等抗原混合，如出现特异性凝集，可确定被检抗原的种属或型别。常用于细菌鉴定和 ABO 血型鉴定。

【实验材料】

1. 标本　任一常见细菌的平板或斜面培养物。

2. 试剂　与细菌对应的诊断血清（可用生理盐水作适当稀释以免发生前带现象）、生理盐水等。

3. 器材　载玻片、接种环等。

【实验方法】

1. 于洁净载玻片的一端加生理盐水一滴，另一端加诊断血清一滴。
2. 用接种环挑取细菌，分别涂于生理盐水和诊断血清中，充分混匀。
3. 室温下静置数分钟观察结果。

【实验结果】　生理盐水对照不发生凝集，为均匀混浊的乳状液。在诊断血清中，细菌与相应抗体反应会出现肉眼可见的凝集块，为阳性结果。如与对照相同则为阴性结果。

【注意事项】

1. 每一待检菌均需作生理盐水对照，如对照发生凝集，试验结果无效。
2. 在载玻片两端涂布细菌时，注意一定要先在生理盐水中涂，后在诊断血清中涂，以免将血清误带入盐水中。

二、间接凝集试验（类风湿因子测定）

【实验原理】　将可溶性抗原吸附于一种与免疫无关、大小均匀的载体颗粒表面，再与相应抗体在适宜条件下相互作用，从而使载体颗粒被动凝集出现肉眼可见的凝集现象，称间接凝集试验，又称被动凝集试验。常用来检测血清中各种病原微生物的抗体及自身抗体。类风湿因子（RF）是类风湿病人血清中的抗人变性 IgG 抗体（IgM 为主），当与吸附在胶乳颗粒上的变性 IgG 相遇并有电解质存在时，可出现肉眼可见的凝集现象。

【实验材料】

1. 标本　待检人血清。

2. 试剂　类风湿胶乳诊断试剂（人变性 IgG 致敏的胶乳颗粒）、生理盐水。

3. 器材　吸管、反应板或凹玻片。

【实验方法】

1. 将待检血清用生理盐水作 1:20 稀释。

2. 在反应板方格或凹玻片上分别加阳性对照血清、阴性对照血清、1:20 待检血清各一滴。

3. 在上述血清中分别滴加类风湿胶乳诊断试剂各 1 滴。

4. 立即旋转摇动反应板，使之充分混匀。1～3min 观察结果。

【实验结果】 出现明显而均匀的凝集颗粒者为阳性，不出现凝集颗粒者为阴性。

【注意事项】

1. 使用前将胶乳试剂充分摇匀。

2. 血清和胶乳试剂的液滴量应一致，并充分混匀。

三、间接凝集抑制试验（妊娠试验）

【实验原理】 吸附有可溶性抗原的胶乳颗粒即乳胶抗原与相应抗体作用，可形成间接凝集。若使该抗体先与可溶性抗原作用，再加入乳胶抗原，则间接凝集被抑制。孕妇尿中含有大量绒毛膜促性腺激素（HCG），HCG 为可溶性抗原。将孕妇尿与 HCG 抗体先作用后，再加入 HCG 乳胶抗原，不出现凝集。而非妊娠尿经上述反应出现凝集。

【实验材料】

1. 标本 待检尿。

2. 试剂 人绒毛膜促性腺激素（HCG）致敏的乳胶颗粒、抗人 HCG 免疫血清和生理盐水等。

3. 器材 反应板或载玻片、滴管等。

【实验方法】

1. 所有试剂使用前均先放室温下预温。

2. 选择一块洁净载玻片，平均分成 3 个格，并分别标上阳性、阴性及待测标本记号。若使用反应板，则选择 3 个孔，标上相应的记号。

3. 吸取尿标本 1 滴置于载玻片的中央格或反应板的中央孔，两侧分别加 1 滴生理盐水和阳性对照。

4. 在载玻片上的 3 个格或反应板的 3 个孔内均加抗人 HCG 免疫血清 1 滴，轻轻摇动或用牙签搅动，使其充分混匀。

5. 各滴加 HCG 致敏乳胶颗粒 1 滴。

6. 缓慢摇动 2～3min，在较强光线下观察结果。

【实验结果】

1. 生理盐水对照侧应出现明显凝集颗粒，否则可视为试剂有问题或操作有误。

2. 尿标本试验侧若呈现凝集为 HCG 阴性，如仍呈乳白色均匀非凝集状则为 HCG 阳性。

【注意事项】

1. 待测尿液以晨尿为好，此时 HCG 含量最高。

2. 所用试剂均应保存于 4℃，切勿冻存，使用前应摇匀。

（于春涛）

实验二　琼脂扩散试验

一、单向琼脂扩散试验（人血清 Ig 含量测定）

【实验原理】　将一定量已知抗体混于加热溶化的琼脂中，制成琼脂板。打孔后，孔中加入抗原。抗原在向四周扩散的过程中与凝胶中的抗体反应，在二者比例合适处形成白色沉淀环。沉淀环直径的大小与孔中抗原浓度成正比。待检标本中的抗原含量可根据沉淀环直径从标准曲线中查到。故此法为定量试验，常用来检测血清中各类免疫球蛋白和补体的含量。

【实验材料】

1. 标本　待检人血清、免疫球蛋白工作标准（IgG 含量 10mg/ml）。

2. 试剂　羊抗人 IgG 诊断血清、15g/L 盐水琼脂。

3. 器材　三角烧瓶、载玻片、打孔器、吸管、滴管、湿盒、水浴箱、微量加样器和半对数坐标纸等。

【实验方法】

1. 琼脂准备　吸取已溶化琼脂 59ml 于三角烧瓶中，置 56℃水浴保温，将预温的羊抗人 IgG 诊断血清 1ml 与琼脂充分混合，继续保温于 56℃备用。

2. 浇板　取混有抗血清的琼脂液 4.5ml 浇注于载玻片上，注意浇板要均匀、平整、无气泡、布满整张载玻片。

3. 打孔　待琼脂凝固后，用打孔器打孔，孔径 3.5mm，孔距 10～12mm。孔要打得圆整光滑，边缘不要破裂，底部勿与载玻片脱离。

4. 加样　将待检血清用生理盐水做 1∶40 稀释，用微量加样器取稀释血清 10μl 加入相应的试验孔中。如同时测定多个标本，注意做好标记，认真记录，不要搞混。

另外，取免疫球蛋白工作标准 1 支加 0.5ml 蒸馏水溶解，用生理盐水稀释成如下浓度：1∶10、1∶16、1∶20、1∶32、1∶40，分别加入另一套孔中，每孔中加 10μl，用于制备标准曲线。

5. 扩散　将加样完毕的琼脂板放于湿盒中，置 37℃，24h 观察结果。

6. 绘制标准曲线　以各稀释度工作标准的沉淀环直径为横坐标，相应孔中 IgG 含量为纵坐标在半对数纸上绘制标准曲线。

【实验结果】　精确测量各试验孔沉淀环的直径，如果沉淀环不太圆，则取最大直径和最小直径的平均值。从标准曲线上查得相对应的 IgG 含量，乘以稀释倍数，即为待检血清中 IgG 的实际含量。

【注意事项】

1. 浇制琼脂板时，琼脂温度要适宜，动作要迅速。
2. 琼脂溶化后置水浴中保温时，温度不可超过 56℃，否则会使抗体变性。

二、对流免疫电泳

【实验原理】　对流免疫电泳是一种将双向扩散和电泳技术相结合的试验，试验时在琼脂板上成对打孔，分别加入抗原与抗体，放入偏碱性的缓冲环境和适当的直流电场中，大部分抗原带有较多的负电荷，向正极移动；而抗体（尤其是IgG）在同样的环境中带负电荷较少，加上凝胶内较强的电渗作用，故抗体向阴极移动。在一定时间内(约30~90min)，移动的抗原和相应抗体在两孔间相遇并发生反应，在浓度比例适当时形成沉淀线。其应用与琼脂双向扩散试验相同，但大大提高了反应速度和敏感性。

【实验材料】

1. 标本　待测人血清、阳性对照血清。

2. 试剂　AFP诊断血清、pH 8.6的0.05mol/L巴比妥缓冲液、15g/L琼脂巴比妥溶液。

3. 器材　电泳槽、电泳仪、孔型模板、打孔器、载玻片、吸管、微量加样器、吸球、滤纸和纱布条等。

【实验方法】

1. 制板　取溶化的琼脂液4.5ml浇注于载玻片上，注意浇板要均匀、平整、无气泡、布满整张载玻片。

2. 打孔　待琼脂凝固后成对打孔，孔径为3mm，孔距为10mm。

3. 加样　在两侧孔中分别加入抗原、抗体及阳性对照。

4. 电泳　将加样完毕的琼脂板置电泳槽的支架上，抗原孔置阴极端，抗体孔置阳极端，电泳槽内加0.05mol/L pH8.6的巴比妥缓冲液，液面至槽高的2/3处，琼脂板两端用滤纸条或纱布条与缓冲液相连。接通电源，控制电流强度在每厘米板宽2.5~3.5mA。电泳30~90min后，切断电源，取出琼脂板观察结果。

【实验结果】　待测孔与抗血清之间出现沉淀线为阳性，否则为阴性。

【注意事项】

1. 浇制琼脂板的注意事项同前。
2. 搭桥时应注意与凝胶接触紧密，否则会使电流不均匀，致使沉淀线歪斜、不均匀。

（于春涛）

实验三　吞噬细胞的吞噬作用

一、豚鼠腹腔巨噬细胞吞噬作用测定

【实验原理】　淀粉可以刺激豚鼠腹腔引起非感染性炎症渗出，在腹腔局部出现较多巨噬细胞，巨噬细胞则能吞噬注入腹腔的鸡红细胞等较大异物。

【实验材料】

1. 动物　豚鼠。

2. 试剂 5%鸡红细胞悬液，5%淀粉肉汤溶液，姬姆萨染液。

3. 器材 注射器、载玻片、显微镜等。

【实验方法】

1. 取无菌5%淀粉肉汤溶液5ml注入豚鼠腹腔，常规饲养3天。

2. 实验前1h再次向豚鼠腹腔注入无菌5%淀粉肉汤溶液5ml，然后注射5%鸡红细胞悬液5ml，轻揉其腹部，使鸡血球均匀分布。

3. 在注射后30min、1h、2h、3h，分别用注射器抽取豚鼠腹腔液，推片。

4. 自然干燥后，姬姆萨染色，油镜观察。

【实验结果】 计算100个巨噬细胞中吞噬鸡红细胞的巨噬细胞数目及被吞噬的鸡红细胞的总数，按下列公式计算吞噬百分比和吞噬指数。

$$吞噬百分比=\frac{吞噬鸡红细胞的巨噬细胞数}{100\ 个巨噬细胞}\times 100\%$$

$$吞噬指数=\frac{100\ 个巨噬细胞中被吞噬鸡红细胞数}{100\ 个巨噬细胞}\times 100\%$$

二、中性粒细胞吞噬作用的测定

【实验原理】 血液中的中性粒细胞有吞噬病原微生物等较小异物的能力。将新鲜血液和细菌混合，经合适的时间后涂片染色，即能观察到被吞噬到中性粒细胞内的但还没有被消化掉的细菌。

【实验材料】

1. 标本 新鲜抗凝人血0.5ml。

2. 试剂 白色葡萄球菌（肉汤培养液中37 C°培养16～18h待用），瑞氏染液。

3. 器材 显微镜、孵箱、玻片等。

【实验方法】

1. 吸取0.1ml白色葡萄球菌液加入新鲜抗凝人血0.5ml中，摇匀，37 C°孵育30min。

2. 孵育过程的前20min，每隔5min轻轻振荡一次，共4次，后10min静置孵育。

3. 孵育结束后，用毛细滴管从红细胞层表面吸取上清少许推片。

4. 自然干燥后，滴加瑞氏染液染色1min，再加等量蒸馏水混匀，静置4min水洗，晾干油镜观察。

【实验结果】

计算100个中性粒细胞，分别计算吞噬有细菌的中性粒细胞数目和被吞噬的细菌总数，计算吞噬百分比和吞噬指数（计算方法同前），正常人吞噬百分比为60%，吞噬指数大于1。

【注意事项】

1. 血涂片应薄厚均匀适中，避免过薄或过厚。

2. 瑞氏染液染色时间不能过长以免染色过重。

（于春涛）

实验四　酶联免疫吸附试验（乙肝表面抗原检测）

【实验原理及目的】

酶联免疫吸附试验是一种利用酶标记抗原或抗体，在固相反应板上进行抗原抗体反应的方法。本试验采用双抗体夹心法检测乙型肝炎表面抗原。将抗 - HBs 包被到固相载体表面，加入待检样品，样品中若有 HBsAg 则与固相抗 - HBs 结合，形成 HBsAg - 抗 - HBs 复合物，再与酶标抗 - HBs 反应，加入酶的底物，酶催化底物生成有色物质，颜色的深度与样品中所含的 HBsAg 量成正比，反之则无显色反应。双抗体夹心法常用于测定微生物成分、激素、细胞因子等微量抗原。本实验目的为了解 ELISA 的原理和基本操作过程。

【实验材料】

1. 标本　待检血清。

2. 试剂

（1）pH9. 6 的 0. 05M 碳酸盐缓冲液。

A 液：$Na_2CO_3$10. 6g 加蒸馏水至 500ml。

B 液：$NaHCO_3$16. 8g 加蒸馏水至 1000ml。

取 A 液 16ml 加 B 液 34ml，再加蒸馏水至 200ml 即可。

（2）pH7. 4 的磷酸盐缓冲液 - 吐温 - 20（PBS - Tween - 20）溶液。即：NaCl 8g，$KH_2PO_4$0. 2g，$Na_2HPO_4 \cdot 12H_2O$ 2. 9g，KCl 0. 2g，加蒸馏水至 1000ml，溶解后再加入 Tween - 20 溶液 0. 5ml。

（3）pH5. 0 的底物（基质）缓冲液（磷酸盐 - 柠檬酸盐缓冲液）。

A 液（0. 2MNa_2HPO_4）：取 $Na_2HPO_4 \cdot 12H_2O$ 71. 6g，加蒸馏水至 1000ml。

B 液（0. 1M 柠檬酸溶液）：取柠檬酸 19. 2g 加蒸馏水至 1000ml。

取 A 液 25. 7ml，加 B 液 24. 3ml，再加蒸馏水 50ml 即可。

（4）底物溶液（新鲜配制）。即：邻苯二胺 40g 加基质缓冲液 100ml 溶化后加 H_2O_2（30%）0. 15ml 即可。

（5）反应终止液：2M 硫酸。

（6）纯化的马抗 - HBs，酶标抗 - HBs，HbsAg 阳性及阴性血清等。

3. 器材　微孔反应板、试管、微量移液器、酶标仪。

【实验方法】

1. 包被抗体，取 pH9. 6 的 0. 05M 碳酸盐缓冲液稀释的纯化的马抗 - HBs 每孔 0. 1ml 于湿盒中置 4℃过夜。

2. 倾尽凹孔板中液体，用装 PBS - Tween - 20 洗瓶注满平板孔内保留 3 ~ 5min，倾尽，反复洗 3 次，在滤纸上将孔中剩余液体拍净。

3. 每孔加待检血清 0. 1ml 置湿盒中于 37℃放 1h，同时设 HBsAg 阳性和阴性对照孔各一个孔，空白对照一孔加生理盐水。洗涤方法同上。

4. 加入用磷酸盐缓冲液稀释的酶标记抗－HBs，每孔加0.1ml置湿盒中37℃放1h，然后洗涤，方法同上。

5. 每孔加入底物溶液0.1ml置室温30min，然后每孔加2M硫酸一滴，终止反应。

6. 观察颜色情况或测定OD值。

【实验结果】

1. 肉眼观察 在白色背景下观察各孔颜色，无色为阴性，蓝色或浅蓝色为阳性。与阳性对照相比，按反应变黄程度可分为＋＋＋＋、＋＋＋、＋＋、＋。

2. 用分光光度计测定OD值 $\frac{\text{阳性计数}-\text{空白}}{\text{阴性计数}-\text{空白}}>2.1$时，可判为阳性。

【注意事项】

1. 从冷藏环境中取出的试剂盒内全部瓶装试剂及待测标本所需微孔反应条应置37℃平衡30min后，方可使用。

2. 试剂使用前应摇匀，并弃1～2滴后垂直滴加。

3. 封片不能重复使用。

4. 结果判断应在反应终止后10min内完成。

（朱凤林）

实验五 外周血单个核细胞的分离

【实验原理及目的】

用密度梯度离心法，根据各类血细胞的比重不同，分离提取单个核细胞，这是从外周血初步分离淋巴细胞的最常用方法。分离液的比重稍高于淋巴细胞，而低于红细胞和粒细胞，离心后红细胞和粒细胞比重较大，位于最下层；而单个核细胞的比重为1.075～1.090，位于分离液的上方。本实验用比重为1.077聚蔗糖－泛影葡胺淋巴细胞分离液分离单个核细胞，可用于细胞的分类鉴定、计数及各种功能测定。通过分离人血单个核细胞的过程，掌握其原理及操作方法，熟悉其意义及应用。

【实验材料】

1. 标本 外周静脉血。

2. 试剂

（1）淋巴细胞分离液（聚蔗糖－泛影葡胺）。

（2）肝素、Hank′s液。

3. 器材 注射器、针头、10ml离心管、滴管、乳胶头、试管、试管架、离心机、天平。

【实验方法】

1. 取肝素抗凝血，取静脉外周血3ml，每ml血加肝素25～30国际单位。

2. 用Hank′s液稀释一倍到6ml。

3. 用10ml离心管，加入3ml淋巴细胞分离液，在分离液的界面上轻轻加入6ml已稀释的肝素抗凝血。

4. 然后以 2000r/min 的速度离心 20min。

5. 此时可见液体分为四层，由于比重不同，最下层是红细胞和粒细胞，分离液在它的上层，最上层是血浆层，单个核细胞层在血浆层和分离液之间。用滴管轻轻插入单个核细胞层吸取该层细胞。

6. 将单个核细胞层放入含有 Hank's 液 5ml 试管中，充分混匀，1000r/min 离心 10min，弃去上清液，即获得单个核细胞，包括淋巴细胞和单核细胞。

【实验结果】

用密度梯度离心法分离单个核细胞，速度快、纯度高，分离后得到的单个核细胞，可满足许多实验的需要。

1. 在分离液的界面上轻加 6ml 肝素抗凝血液，千万不要打乱两液间的液面。

2. 分离液与加入血液的量应是：分离液: 未稀释血液 = 1∶1。因血液已释稀一倍，分离液 3ml，血液应加入 6ml，整个液面高度不能超过 10ml。

3. 分离出单个核细胞后，要进一步检测细胞活力。

（朱凤林）

实验六　免疫器官及生物制品观察

【实验目的】　通过对免疫器官及生物制品的观察，掌握免疫器官的种类及功能，了解生物制品的用途。

【实验材料】　胎儿胸腺、鸡腔上囊、卡介苗、乙肝疫苗、脊髓灰质炎疫苗、麻疹疫苗、百白破三联制剂、流脑疫苗、乙脑疫苗、白喉类毒素、破伤风类毒素、白喉抗毒素、破伤风抗毒素、抗狂犬病病毒免疫血清、丙种球蛋白、干扰素、IL－2、转移因子、胸腺素、伤寒 O 菌液、伤寒 O 诊断血清、伤寒 H 诊断血清、副伤寒 H 菌液。

【注意事项】　玻璃制品要轻拿轻放，防止损坏，避免擦掉玻璃制品上的字迹。

（朱凤林）

实验七　豚鼠过敏试验

【实验原理及目的】　给豚鼠注射异种蛋白，经过一定时间，豚鼠产生 IgE。IgE 结合于肥大细胞和嗜碱性粒细胞表面，使豚鼠处于致敏状态。当再次给豚鼠注射大量相同抗原时，抗原与肥大细胞和嗜碱性粒细胞表面 IgE 结合，使之脱颗粒，释放活性介质，引起毛细血管扩张、通透性增强，产生严重的过敏性休克。通过本实验了解豚鼠过敏试验的实验方法及原理，观察过敏性休克的表现。

【实验材料】　豚鼠、马血清、无菌注射器、针头、碘酒、酒精等。

【实验方法】

1. 取健康、幼年（体重 250g 以下）的豚鼠两只，分别经腹腔注射马血清 0.1ml，使之致敏。

2. 经 3 周后，其中一只豚鼠用同样马血清于试验前一天做小量多次逐步增量的皮内及皮下注射，使其脱敏，试验当日，以同样马血清向该两豚鼠心脏内各注射 1ml，0.5h 内观察动物的变化。

【实验结果】 出现过敏反应的豚鼠多有如下症状：兴奋、不安、耸毛、抓鼻、咳嗽、呼吸困难、抽搐、呕吐、倒地挣扎、窒息、大小便失禁，甚至发生过敏性休克而死亡。经脱敏的豚鼠无上述过敏现象。

【注意事项】 脱敏和未脱敏的豚鼠要做好标记，试验时将马血清要注入到心脏内，否则过敏现象不会很快出现。

（朱凤林）

实验八 细菌形态结构观察

【实验目的】

1. 学会显微镜油镜的使用及保护。
2. 认识细菌的基本形态及特殊构造。
3. 了解细菌动力检查法及其意义。

【实验材料】

1. 细菌的基本形态玻片标本。
2. 细菌的特殊结构玻片标本。
3. 显微镜、香柏油、二甲苯、擦镜纸等。

【实验方法】

1. 显微镜油镜的使用和保护

（1）先将低倍镜对准中央聚光器，以自然光为光源时用反光镜的平面，以灯光为光源时用反光镜的凹面。

（2）把集光器升到最高位置，把光圈完全打开，增大射入光线的强度。

（3）将标本玻片固定于载物台上，先用低倍镜调至视野最亮，并找到标本视野的适当位置，转换油镜头观察。

（4）在标本上滴一滴香柏油，然后眼睛从镜筒侧面看着，慢慢地将镜筒调至油镜头浸于油中，但勿接触玻片。眼睛移至接目镜，先用粗调节将油镜头缓慢的调离玻片至看见模糊物像，然后用细调节调到物像清晰。

（5）观察完毕，用擦镜纸将油镜头的油擦净，若油已干，可蘸少许二甲苯擦拭，再用擦镜纸擦去二甲苯，然后把镜头转离聚光器，使物镜头成“八”字开。降下聚光器，罩上镜套，放入箱内。

（6）显微镜要放在平稳干燥的地方，以免镜头发霉或损坏。

2. 细菌基本形态观察

（1）球菌：葡萄球菌、链球菌、肺炎球菌、脑膜炎球菌等玻片标本。

（2）杆菌：大肠杆菌、变形杆菌、枯草杆菌等玻片标本。

（3）弧菌：霍乱弧菌等玻片标本。

3. 细菌特殊结构的观察

（1）鞭毛：变形杆菌、大肠杆菌、铜绿假单胞菌等玻片标本。

（2）荚膜：肺炎双球菌等玻片标本。

（3）芽孢：破伤风杆菌、枯草杆菌、炭疽杆菌等玻片标本。

【注意事项】

1. 显微镜是贵重的精密仪器，使用时要十分爱惜，各部件不要随意拆卸。搬动时应一手托座，一手握镜臂，放于胸前，以免损坏。

2. 油镜头观察时，应特别注意不能压在标本上，更不能用力过猛，否则不仅压碎玻片，也会损坏镜头。

3. 观察细菌形态时应注意观察以下几点：形态、大小、排列方式、染色性。

4. 观察特殊结构时，注意观察鞭毛和菌体的颜色及鞭毛的位置与数目；荚膜与菌体的颜色及荚膜的厚度；芽孢的大小、形态及位置。

5. 观察标本时，两眼睁开，左眼看镜筒，右眼可配合绘图或记录。

（陈瑞玲）

实验九　细菌革兰染色法

【实验原理及目的】

1. 细菌的等电点低，在 pH 2～5 之间，故在近于中性的环境中带负电荷，易与带正电荷的碱性染料结合，从而使菌体着色，便于观察。

2. 熟练掌握细菌涂片标本的制作及革兰染色法。

3. 熟悉细菌革兰染色的临床意义。

【实验材料】

1. 菌种　大肠杆菌、伤寒杆菌、枯草芽孢杆菌及葡萄球菌等的琼脂斜面培养物或临床标本。

2. 其他　革兰染液、载玻片、生理盐水、乙醇灯、接种环等。

【实验方法】

1. 制片

（1）涂片：随标本的性质和种类略有不同，如临床标本和细菌液可直接涂于载玻片上；若为固体培养基上的细菌，则以无菌接种环取生理盐水一环置玻片中央或略偏右侧，然后从固体培养基上取菌落或菌苔少许，在盐水中磨匀，涂布成约 $1cm^2$ 大小的圆形薄膜。

（2）干燥：细菌涂片最好在室温下自然干燥，必要时可将膜面向上在火焰上方不烤手的高处微微烘烤，以助水分蒸发，切勿将菌体烤焦。

（3）固定：常用火焰加热固定，将已干燥的细菌涂片膜面向上，以钟摆速度通过火焰温度最高处3次。

2. 染色

（1）初染：滴加结晶紫2~3滴于涂膜上，染色1min后，用水慢慢冲洗。

（2）媒染：滴加碘液数滴，约1min后，用水慢慢冲洗。

（3）脱色：滴加95%乙醇数滴，轻轻摇动玻片数秒，使均匀脱色，然后斜持玻片，使脱掉的染料随乙醇流去，再滴加乙醇，至流出的乙醇刚刚不出现紫色时为止，约20~30s，立即用水将乙醇慢慢冲掉。

（4）复染：滴加释稀复红染色数滴，约1min后，用水慢慢冲洗。

【实验结果】 枯草芽孢杆菌、葡萄球菌等革兰阳性菌染成紫色；大肠杆菌、伤寒杆菌等革兰阴性菌染成红色。

【注意事项】

1. 掌握好脱色环节，如涂片太厚或其他原因脱色不够，革兰阴性菌可出现革兰阳性菌染色；如脱色过度，则G^+菌也会被淡染为G^-菌样染色。

2. 菌龄影响染色结果，如阳性菌培养时间过长或已死亡及自溶等都常呈阴性反性。

（陈瑞玲）

实验十　细菌的人工培养

【实验目的】

1. 了解培养基的制备过程及常用培养基的种类和用途。
2. 掌握细菌的接种方法及无菌操作法。
3. 观察细菌在各种培养基中的生长现象。
4. 认识菌落，并了解其在分离培养中的意义。

【实验材料】

1. 菌种 葡萄球菌和大肠杆菌混合菌液、大肠杆菌培养物、痢疾杆菌培养物、葡萄球菌培养物。

2. 培养基 琼脂平板培养基、琼脂斜面培养基、液体培养基、半固体培养基。

3. 营养物 牛肉膏、蛋白胨、NaCl、K_2HPO_4、蒸馏水。

4. 其他 比色管、水、NaOH溶液（1mol/L及0.1mol/L）、0.02%酚红、吸管、橡皮乳头、滤纸、量筒、天平、中试管、无菌平皿、琼脂、接种环、乙醇灯等。

【实验方法】

1. 基础培养基的制备

（1）液体培养基的制备

①将牛肉膏0.3g、蛋白胨1g、NaCl 0.5g、$K_2HPO_4$0.2g，加入装有100ml蒸馏水的250ml的三角烧瓶内，在沸水浴中加热使之完全溶解。

②冷至40～45℃时，以0.1mol/L NaOH溶液矫正酸碱度到pH7.6。

③pH调整后，再煮沸10min，使培养基中部分蛋白质及磷酸盐等因加碱与再度加热的影响而重新凝固沉淀，滤纸过滤澄清，补足失水。重新测校pH一次，若变化较大应重新校正。

④根据需要分装于试管或三角烧瓶中。

⑤将已分装好的培养基置高压灭菌器内，灭菌15～20min。（不耐高压的培养基则可采用流通蒸汽灭菌或间歇灭菌，对含有糖类的培养基可采用10磅15min灭菌）。

⑥无菌试验：将已灭菌的培养基，置无菌试管内，放在37℃孵箱中培养24h，如无细菌生长，即可应用，可供一般细菌生长。

（2）固体琼脂培养基的制备　配制方法基本同液体培养基。在液体培养基的基础上加入2%～3%的琼脂，加热溶化，过滤，分装于烧瓶中，高压蒸汽灭菌。注意以下几点：

①调整pH时要趁热（高于45℃）防止琼脂凝固。

②高压灭菌15min后，趁热将试管斜置（斜面长度约为试管长度的2/3），冷凝后即为琼脂斜面培养基；或待琼脂培养基冷至50～60℃，以无菌操作倾入灭菌的无菌平皿中，迅速摇匀，放置成水平状态，冷凝后即为琼脂平板培养基。前者用于增殖或保存菌种，后者用于分离细菌。

（3）半固体琼脂培养基制备：取100ml液体培养基，加入0.3%～0.5%的琼脂，分装于烧瓶或试管中，高压灭菌后备用。主要用于观察细菌动力或保存菌种。

2. 细菌的接种法

（1）平板划线分离培养法

①右手以持笔式握接种环，在火焰上烧灼灭菌。

②接种环冷却后，以无菌操作方法沾取葡萄球菌或大肠埃希菌混合液1环。

③左手持平板培养基平皿底，右手将沾到菌液的接种环在平板表面的边缘部分涂抹，烧灼接种环，冷却，自涂抹部分开始，连续在平板表面左右划线，第1区划线约占平板表面的1/4。

④再次烧灼接种环，待冷，将培养基转动80°左右进行第二区划线，第二区划线与第一区划线开始相交2～3条，以后可不相交。烧灼接种环后用相同方法进行第三区、第四区、第五区划线。

⑤接种完毕后，接种环经火焰灭菌，平板底部做好标记（姓名、日期、标本名称等），放置37℃恒温箱培养24h观察结果。

（2）斜面培养基接种法

①取一菌种管（大肠杆菌或葡萄球菌斜面培养物）与培养管置于左手食指、中指、无名指之间，拇指压住试管底部上方，使菌种管靠近火焰一侧，接种管位于外侧，斜面均向上。

②右手拇指和食指分别松动两管棉塞，火焰灭菌接种环。

③以右手小指与手掌，小指与无名指分别拔取两管棉塞（先外后内），将两管口迅速通过火焰灭菌。

④将灭菌接种环插入菌种管，从斜面上取菌苔少许，退出菌种管，迅速伸入待接

种的培养管，在斜面上先由底部向上拉一条线，再从斜面底部向上轻轻曲折连续划线。若做细菌的生化反应试验，还须从斜面培养基的斜面中央向下刺入底层的3/4，再循原穿刺线退出。

⑤取出接种环，在火焰上灭菌管口，顺序塞上棉塞（先塞菌种管，后塞接种管），然后灭菌接种环；做好标记。置37℃恒温箱，培养18～24h后观察结果。

（3）液体培养基接种法

①同斜面培养基接种法分别握持菌种管：大肠杆菌、链球菌和枯草芽孢杆菌培养物与待接种的肉汤管。

②接种环烧灼灭菌，待冷却后，分别于大肠杆菌、链球菌和枯草芽孢杆菌培养物上挑取少量菌苔，分别移到三支肉汤管内。在接近液面上方的管壁上轻轻研磨，并沾取少许肉汤调和，使细菌混合于肉汤中。

③按无菌要求处理接种环和试管口，注明标志，置37℃恒温箱，培养18～24h后观察结果。

（4）半固体培养基接种法

①同斜面培养基接种法，握持菌种管及待接种管培养基。

②右手持接种针，烧灼灭菌，待冷却后，以接种针分别于大肠杆菌、痢疾杆菌培养物上挑取菌苔，垂直刺入两支待接种管培养基的中心，然后循原路退出，置37℃恒温箱，培养18～24h后观察结果。

【实验结果及注意事项】

1. 琼脂的溶点为98℃，低于45℃以下，则凝固成凝胶状态。故在制作培养基过程中要防止温度降低，琼脂凝固。

2. 划线接种时，力量要适中，接种环与培养基面的夹角约45°为宜，切勿划破平板表面；划线要密而不重复，充分利用平板表面，并严格无菌操作。

3. 接种完毕，将培养基置37℃恒温箱，培养18～24h后取出。固体培养基，观察平板表面生长的各种菌落，注意其大小、形状、边缘、透明度、颜色等特征；半固体培养基，接种大肠杆菌的，细菌只沿穿刺线生长，周围培养基澄清透明。接种痢疾杆菌的，细菌由穿刺线向四周扩散呈放射状或云雾状生长。此法可用来鉴别细菌的动力；液体培养基，接种大肠杆菌、链球菌和枯草芽孢杆菌的肉汤管，分别呈均匀浑浊、沉淀、菌膜三种生长现象。

（陈瑞玲）

实验十一　细菌的分布与消毒灭菌

【实验目的】

1. 理解细菌在自然界和正常人体的广泛分布。常用的物理和化学消毒灭菌法的杀菌效果。

2. 理解消毒、灭菌及无菌操作的重要意义。

3. 初步掌握高压蒸汽灭菌器的使用方法及注意事项。

4. 理解煮沸消毒和紫外线杀菌的方法、效果及注意事项。

5. 掌握细菌对抗生素药物敏感试验的方法和实际意义。

【实验材料】

1. 菌种　大肠杆菌、枯草杆菌肉汤培养物，葡萄球菌培养物。

2. 培养基　普通琼脂培养基，血琼脂平板。

3. 其他　2.5%碘酒棉球、药敏片、紫外线灯、水浴箱、酒精灯、接种环、无菌镊子、记号笔、棉拭子、量尺等。

【实验方法】

1. 皮肤消毒试验

（1）每两位同学取一个普通琼脂平板，用记号笔在平板底部划分为五格，注上1、2、3、4、5。

（2）两人用未消毒的手指在培养基上各涂一格；然后用2.5%碘酒和75%乙醇消毒手指后再各涂一格，留一格作对照，盖好平板，置37℃温箱中，培养18～24h观察结果。

2. 细菌对抗菌药物的敏感性测定（纸片法）

（1）用棉签沾取大肠杆菌或葡萄球菌的菌液，密集地涂布于普通琼脂平板培养基上。

（2）用无菌镊子夹取各种抗生素纸片分别贴于涂有细菌的平板培养基表面（若抗生素纸片未印字，须于平板底面注上抗生素名称），置37℃温箱，培养18～24h后，若细菌对某种抗生素敏感，则在该抗生素纸片周围有一圈无细菌生长的区域，称抑菌圈。通过测量抑菌圈的大小，可初步判断细菌对该药物的敏感度。抑菌圈解释标准及相应的最低抑菌浓度见表11－1。

表11－1　抑菌圈解释标准及相应的最低抑菌浓度

抗生素	纸片含量（μg/片）	抑菌圈直径解释标准（mm）		
		耐药	中介	敏感
青霉素	10	≤28	–	≥29
氨苄青霉素	20/10	≤13	14～17	≥18
先锋霉素	30	≤14	15～17	≥18
链霉素	10	≤11	12～14	≥15
庆大霉素	10	≤12	13～14	≥15
红霉素	15	≤13	14～22	≥23
卡那霉素	30	≤13	14～17	≥18
丁氨卡那	30	≤14	15～16	≥17
磺胺嘧啶	250	≤12	13～16	≥17
头孢菌素类	30	≤14	15～17	≥18
阿莫西林	20/10	≤13	14～17	≥18
环丙沙星	5	≤15	16～20	≥21
诺氟沙星	10	≤12	13～16	≥17
利福平	5	≤16	17～19	≥20
万古霉素	30	≤9	10～11	≥12

3. 热力灭菌试验

（1）常用消毒灭菌器及滤菌器介绍：高压蒸汽灭菌器、煮沸消毒器、干烤箱、细菌过滤器。

（2）煮沸消毒试验：①取4支肉汤管培养基，编号为1、2、3、4号。1、2号管接种大肠杆菌，3号管接种枯草芽孢杆菌，4号管不接种细菌作对照。②1、3号管放水浴锅中煮沸5～10min，然后将4支肉汤管置37℃恒温箱中培养18～24h后观察结果。

4. 紫外线的杀菌作用

取一个普通琼脂平板，用接种环密集划线接种葡萄球菌，用无菌镊夹一张长方形黑纸贴于平板中央，将平板置于紫外线灯下20～30cm处照射30min，除去黑纸（丢于消毒液中或烧掉），放37℃恒温箱中培养18～24h后，观察结果。

【实验结果】

1. 2.5%碘酒和75%乙醇消毒手指后涂抹的培养基，基本无细菌生长。而未消毒的手指涂抹的区域有细菌生长。

2. 通过测量抑菌圈的直径判断细菌对药物的敏感度，一般以敏感、中介、耐药3个等级报告结果，见上表。

3. 4号管和1号管（接种的大肠杆菌因煮沸消毒被杀死）无细菌生长。2号管和3号管有细菌生长，前者是因未经煮沸消毒，后者是因为芽孢的抵抗力强，经煮沸未被杀死。

4. 紫外线消毒灭菌后，黑纸片下的细菌仍然生长，其他部位基本无细菌生长。

【注意事项】

1. 使用高压蒸汽灭菌器时，应认真阅读使用说明书，以免发生危险或影响消毒效果。

2. 测定细菌对抗菌药物的敏感性，培养基的厚度、硬度、细菌的接种量、纸片的含药量、培养时间等因素，都可影响抑菌圈大小，尤其是纸片的含药量是影响抑菌圈大小的主要因素，而纸片含药量与纸片的重量、吸水性、直径等有关。使每张纸片所含的药物浓度相同，是保证实验效果的主要条件。

3. 各药敏片中心距离应大于24mm，药敏片距琼脂平板内缘应大于15mm。

4. 紫外线对皮肤和角膜有灼伤作用，不要在紫外线灯下工作。

（陈瑞玲）

实验十二　细菌代谢产物的检查

一、糖发酵试验

【实验原理】　各种细菌所含酶系统不同，所以分解糖（葡萄糖、乳糖）的能力及其代谢产物不同，通过指示剂（溴甲酚紫）颜色的改变，可用于鉴定细菌，特别是肠道致病菌与非致病菌。

【实验材料】

1. 菌种　大肠埃希菌、伤寒沙门菌培养物。

2. 培养基　葡萄糖、乳糖发酵管。

3. 其他　接种针、酒精灯等。

【实验方法】　以无菌操作法，分别将大肠埃希菌和伤寒沙门菌接种到葡萄糖、乳糖发酵管各一支。置37℃恒温箱，培养18～24h后观察结果。

【实验结果】

1. 大肠埃希菌既能分解葡萄糖，又能分解乳糖，产酸产气。产酸阳性，指示剂改变颜色（由紫变黄）；产气阳性，管中有气泡。

2. 伤寒沙门菌只分解葡萄糖，产酸不产气，而不分解乳糖，所以乳糖管除有细菌生长外，无颜色改变。

实验结果可记录如表12－1。

表12－1　大肠埃希菌与伤寒沙门菌糖分解的实验结果

菌　名	葡萄糖	乳　糖
大肠埃希菌	⊕	⊕
伤寒沙门菌	+	－

注：产酸产气⊕；产酸不产气　+；不分解－

【注意事项】　观察结果时，首先确定细菌是否生长，细菌生长则培养基呈混浊；再确定细菌对糖类分解情况。

二、吲哚试验（靛基质试验）

【实验原理】　大肠埃希菌、变形杆菌等因含色氨酸酶，能分解蛋白胨水中的色氨酸，产生靛基质（吲哚），再与试剂（对二甲基氨基苯甲醛）作用后，形成红色化合物——玫瑰靛基质。可用于肠杆菌科细菌的鉴定。

【实验材料】

1. 菌种　大肠埃希菌斜面培养物。

2. 培养基　蛋白胨水培养基。

3. 其他　靛基质试剂、接种针、酒精灯等。

【实验方法】

1. 取大肠杆菌培养物，接种于蛋白胨水培养基中，置37℃恒温箱，培养18～24h后取出。

2. 沿管壁缓慢加入靛基质试剂0.5ml于培养基表面，轻轻摇动试管，数分钟后观察结果。

【实验结果】　在两层液面间出现玫瑰红色为阳性，无色为阴性。

三、硫化氢试验

【实验原理】　某些细菌因含有胱氨酸酶能分解含硫的氨基酸（胱氨酸、甲硫氨酸等）生成硫化氢，遇醋酸铅或硫酸亚铁可形成黑色硫化铅或硫化亚铁。常用于肠道杆菌科菌属间的鉴别。

【实验材料】

1. 菌种　乙型副寒沙门菌培养物、大肠杆菌培养物。

2. 培养基 醋酸铅培养基。

3. 其他 接种针、酒精灯等。

【实验方法】

将乙型副伤寒沙门菌、大肠杆菌用接种针分别接种于两支醋酸铅培养基中，置37℃恒温箱，培养18～24h后观察结果。

【实验结果】

培养基变黑或黑褐色，表示产生了硫化氢，试验为阳性；培养基不变色者，表示无硫化氢生成，试验为阴性。

（陈瑞玲）

实验十三　球菌的形态和检查

一、球菌的形态、染色性与培养物的观察

【实验目的】

1. 熟悉病原性球菌的形态、染色性。

2. 熟悉病原性球菌的培养特性。

【实验内容】

1. 形态与染色性观察 葡萄球菌、链球菌、肺炎链球菌、脑膜炎奈瑟菌、淋病奈瑟菌革兰染色标本片，注意观察形态、排列、染色性，以及有无特殊结构。

2. 培养物的观察

（1）观察金黄色葡萄球菌和表皮葡萄球菌在普通平板和血平板上的生长情况，注意菌落特征、色素和溶血性。

（2）观察甲型和乙型溶血性链球菌在血平板上的生长情况，注意菌落特征及溶血现象。

（3）观察肺炎链球菌在血平板上的生长情况，注意菌落特征、溶血性，并与甲型链球菌相比较。

二、抗链球菌溶血素“O”试验

【实验目的】 了解抗“O”试验的原理及其在临床中的意义。

【实验原理】 乙型溶血性链球菌产生溶血素“O”，能溶解红细胞，如与空气接触稍久，即失去溶血能力，借还原剂的作用，将氧除去，可重新恢复溶血能力。“O”溶血素具有很强的免疫原性。人受溶血性链球菌感染后2～3周就能产生抗链球菌溶血素“O”（ASO）抗体。此种抗体能中和溶血素“O”的溶血能力。

【实验材料】 溶血素“O”和还原剂，枸橼酸钠盐水（0.4%），兔血红细胞（1%），生理盐水等。

【实验方法】

1. 针刺耳垂取患者血 0.1ml，加入 1.9ml 0.4% 枸橼酸钠盐水中。室温静置，使细胞下沉或离心沉淀。分离上清液即为待检血清（1∶20 稀释），将血清再做 10 倍稀释。

2. 取溶血素“O”和还原剂各一片（参照产品说明书），置于试管内，加生理盐水 1ml，用玻璃棒搅碎溶解后，在室温放置 15min 使溶血素“O”还原，最后补加生理盐水 9ml，吸上清使用。

3. 按表 13－1 稀释待检病人血清，并加入其他成分。

表 13－1　抗链球菌溶血素“O”试验

试管	1	2	3	4	5
病人血清（1∶20）	0.4	0.2	0.1	－－	－－
生理盐水	－－	0.2	0.3	0.4	0.6
还原溶血素“O”	0.2	0.2	0.2	0.2	－－
水浴，37℃15min					
兔血红细胞（1%）	0.2	0.2	0.2	0.2	0.2
水浴，37℃45min					

【实验结果】　溶血者液体呈红色透明，不溶血者混浊。完全不溶血之血清最大稀释度即为该血清的抗链球菌溶血素“O”抗体的效价。例如，结果为 1∶200（－），1∶400（－），1∶800（＋），则效价为 1∶400。目前临床标准 1∶200 以下为阴性，1∶400 以上为阳性。

三、脓汁标本中病原性球菌的分离鉴定

【实验原理与目的】

组织或器官的化脓感染及创伤感染是脓汁标本的来源，脓汁标本中常见的病原菌分两类：①正常菌群，可致内源性感染；②存在于自然界的细菌，由于外伤和直接接触侵入机体，可致外源性感染。本实验要求学生自行设计脓汁标本中病原性球菌的检查方案，从含葡萄球菌和链球菌的脓汁标本中分离鉴定细菌，并测定该菌对药物的敏感性，以初步系统地掌握化脓性球菌的检查程序和鉴定方法。

【实验材料】

1. 标本　脓汁（含葡萄球菌或链球菌）。

2. 培养基　血琼脂平板、普通琼脂平板、甘露醇发酵管。

3. 试剂　革兰染液、人或兔血浆，3% H_2O_2、生理盐水。

4. 其他　玻片、接种环、酒精灯、显微镜、含抗菌药物的干燥纸片等。

【实验方法】

1. 涂片检查　用无菌技术取脓汁直接涂片，革兰染色，观察细菌形态、排列及染色性。

2. 分离培养　用无菌技术取脓汁，分区划线于血平板上，置 37℃ 培养 18～24h，根据菌落的特点及涂片染色情况，作出初步判断。

3. 鉴定试验　根据培养特性和涂片染色镜检结果，进一步作生化反应及血清学试验。

4. 药物敏感试验　测定细菌对药物的敏感性。

【参考程序】

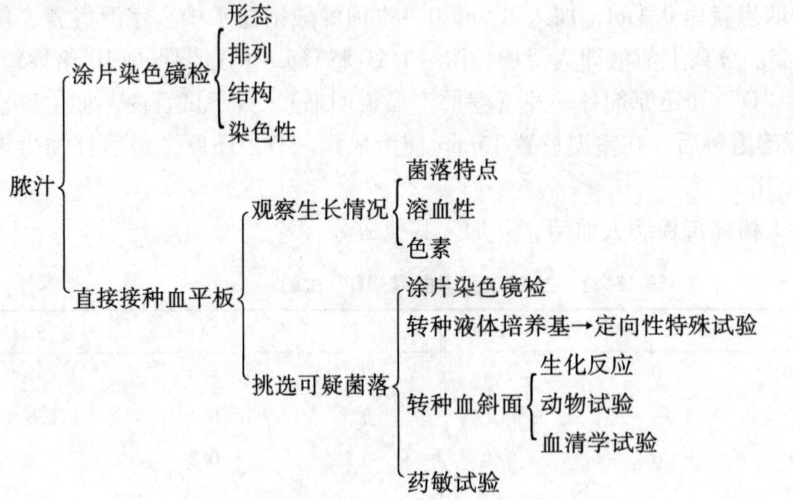

（刘玉霞）

实验十四　肠道杆菌的形态和检查

一、肠道杆菌的形态、染色性与培养物的观察

【实验目的】

1. 熟悉肠道杆菌的形态、染色性。

2. 熟悉肠道杆菌的培养特性。

【实验内容】

1. 形态与染色性的观察　大肠埃希菌、伤寒杆菌、痢疾杆菌革兰染色标本片，注意观察形态、染色性，以及有无特殊结构。

2. 培养物的观察　观察大肠埃希菌、伤寒杆菌、痢疾杆菌在双塘铁培养基、半固体培养基、SS 琼脂培养基和伊红美蓝（EMB）平板上菌落生长情况及硫化氢、靛基质的产生情况。

二、肥达反应

【实验目的与原理】　用已知的伤寒杆菌“O”、“H”菌液和甲、乙型副伤寒杆菌“H”菌液与病人血清作定量凝集试验，以检测病人血清中有无相应抗体存在，根据抗体含量多少及增长情况用于伤寒、副伤寒病的辅助诊断。

【实验材料】

1. 病人血清。

2. 诊断菌液：伤寒杆菌 O 抗原，伤寒杆菌 H 抗原，甲型副伤寒杆菌 H 抗原，乙型副伤寒杆菌 H 抗原。

3. 生理盐水、吸管、小试管等。

【实验方法】　取6只小试管，排成一列，共四列为一完整试验。分别标明每列管号和四种诊断菌液。按下表先向每管加生理盐水0.5ml，再加10倍稀释病人血清0.5ml于第1管，做顺序的等倍稀释，最后向每排各管分别加入等量的四种诊断菌液，充分混匀，置37℃水浴箱中2～4h，再放室温24h后观察结果。见表14－1。

表14－1　肥达反应的方法

试管编号	1	2	3	4	5	6
生理盐水（ml）	0.5	0.5	0.5	0.5	0.5	0.5
病人血清10×（ml）	0.5↘	0.5↘	0.5↘	0.5↘	0.5↘	（0.5→弃去）
诊断菌液（ml）	0.5	0.5	0.5	0.5	0.5	0.5

【结果观察】

1. 先看对照管，应无凝集现象，溶液仍呈混浊状态。

2. 试验管自第1管看起，其凝集的强弱可用“＋～＋＋＋＋”号表示如表14－2。

表14－2　肥达反应结果

表示方法	观察结果
“＋＋＋＋”	全部凝集，液体澄清，有大片状、边缘不整齐的凝集块
“＋＋＋”	绝大部分凝集，液体有轻度混浊，凝集块较小些
“＋＋”	部分沉淀于管底，液体半澄清，凝集块呈颗粒状
“＋”	仅少量凝集，液体混浊
“－”	不凝集，液体混浊与对照管相似

3. 记录结果并判定凝集效价。通常以能产生明显凝集（＋＋）的血清最大稀释倍数作为该血清的凝集效价。一般单份血清凝集价“O”应达到1∶80以上，“H”应达到1∶160以上，副伤寒甲、乙应在1∶80以上，才具有诊断价值；双份血清，即恢复期血清效价比病程早期有明显（4倍）升高者就有诊断价值。

【注意事项】　观察前切勿摇动试管，以免凝块分散。

三、粪便标本中病原性肠道杆菌的分离鉴定

【实验目的与原理】　病原性肠道杆菌主要是沙门菌属和志贺菌属，还有致病性大肠杆菌等。这些细菌可从感染者的粪便排出，临床确诊肠道传染病，需从粪便中分离鉴定细菌。本实验要求学生运用已学过的知识，自行设计粪便标本中病原性肠道杆菌的检查方案，从未知粪便标本中分离鉴定病原菌，并测试该菌对药物的敏感性，以初步掌握病原性肠道杆菌的检查程序和鉴定方法。

【实验材料】

1. 标本　粪便（含沙门菌或志贺菌）。

2. 培养基　SS琼脂平板、伊红美蓝琼脂平板、双糖培养基、单糖发酵管、蛋白胨水等。

3. 试剂　革兰染液、吲哚试剂、生理盐水、沙门菌A－F多价诊断血清、沙门菌

单价 O 诊断血清、沙门菌 H 因子血清、志贺菌多价诊断血清、志贺菌型特异血清。

4. 其他 含抗菌药物的干燥纸片、玻片、接种环、酒精灯、显微镜等。

【实验方法】

1. 分离培养 用无菌技术取少许粪便，采用分段划线法接种于SS琼脂平板和伊红美兰琼脂平板，置37℃培养18～24h，取出并观察培养结果。

2. 纯培养 以无菌技术取无色菌落接种双糖培养基（先穿刺接种，再于其斜面上划线），置37℃培养18～24h，取出并观察培养结果。

3. 生化反应 将纯培养的细菌分别接种单糖发酵管、蛋白胨水、醋酸铅等培养基，置37℃培养18～24h，取出并观察结果，初步鉴定细菌。

4. 血清学鉴定 取待鉴定的细菌，分别与沙门菌多价血清及志贺菌多价血清作玻片凝集试验。

5. 药物敏感试验。

【参考程序】

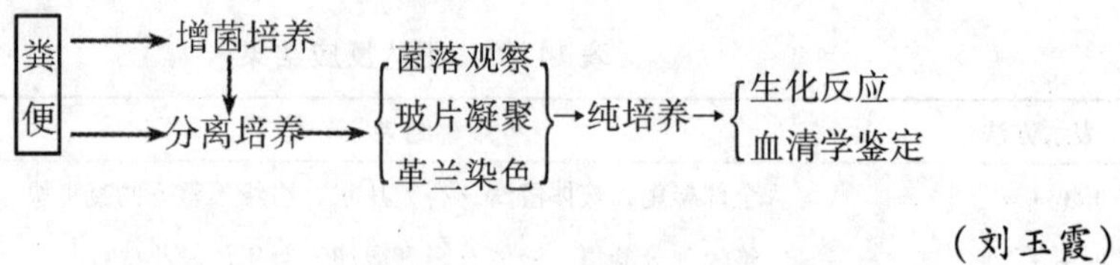

（刘玉霞）

实验十五 厌氧菌、棒状杆菌及分枝杆菌的形态和检查

一、厌氧菌、棒状杆菌及分枝杆菌形态观察

【实验目的】

1. 熟悉破伤风梭菌、产气荚膜梭菌和肉毒梭菌的形态特点及芽孢的区别。

2. 熟悉白喉棒状杆菌、结核分枝杆菌、麻风杆菌的形态和染色特征。

【实验内容】

1. 破伤风梭菌、产气荚膜梭菌、肉毒梭菌革兰染色标本片，观察其菌体形态特点及芽孢的大小、形态、位置的区别。

2. 白喉棒状杆菌革兰染色标本片，观察其形态和染色性；异染颗粒染色标本片，观察其异染颗粒。

3. 结核分枝杆菌、麻风杆菌抗酸染色标本片的观察。

二、结核病人痰标本涂片及抗酸染色

【实验目的与原理】 结核分枝杆菌菌体内含脂量多，其中主要成分分枝菌酸与石炭酸复红结合成复合物后不易被盐酸乙醇脱色，用碱性美蓝复染后仍呈红色。而非抗酸性细菌和细胞含脂量少，被石炭酸复红初染后易被盐酸乙醇脱色，经碱性美蓝复染后呈蓝色。抗酸染色可以初步鉴别抗酸菌与非抗酸菌。

【实验材料】 结核病人的痰，抗酸染色液，生理盐水等。

【实验方法】

1. 涂片 用灭菌的接种环采取痰中干酪样坏死的小块或带血的痰液，在载玻片上涂成薄而均匀的膜，灼烧接种环灭菌。

2. 干燥、固定 与革兰染色法相同。

3. 染色

（1）初染：滴加石炭酸复红液覆盖于涂片上，用木夹夹住玻片一端，置于酒精灯火焰上缓缓加热，至出现蒸汽，约维持5min。在加热过程中要防止将染液烘干，应及时添加染液。待玻片冷却后，水冲洗。

（2）脱色：用3%盐酸乙醇脱色，注意频频倾动玻片，直至无明显颜色脱出为止，水冲洗。

（3）复染：滴加碱性美蓝染液复染30s～1min，水洗。

4. 干燥，镜检。

【实验结果】 结核分枝杆菌等抗酸菌染成红色，细胞及其他非抗酸性细菌染成蓝色。

【注意事项】

1. 在灼烧接种环时为防止痰中的细菌溅出，可先将接种环在内焰烧干，然后再于外焰中灭菌。

2. 加热过程中注意不能使染液沸腾，也要防止将染液烘干。

3. 必须逐一观察各个视野，直到全部涂片找不到结核杆菌时，才可报告阴性。

（刘玉霞）

实验十六　病毒及其他微生物形态观察

【实验目的】 了解病毒及其他微生物形态特征。

【实验方法】

1. 病毒形态观察 病毒形态一般要在电子显微镜下才能观察到，但有些病毒在活细胞中生长繁殖时会形成包涵体。不同病毒形成的包涵体其形态特征、染色性、在细胞内的位置均不同，可通过光镜观察、鉴别。如狂犬病毒，可见包涵体位于神经细胞浆内，红色、圆形或卵圆形，大小不等。

2. 恙虫病立克次体形态观察 观察姬姆萨（Giemsa）染色的立克次体玻片标本，注意形态、染色性及在细胞内的位置。可见其形态为球杆状或呈多形态性，染成紫色或蓝色，多在胞浆近核处成堆排列。

3. 沙眼衣原体包涵体观察 先擦去眼结膜上的分泌物，用小刀刮取穹窿部及睑结膜上皮细胞做涂片。用Giemsa、碘液或荧光抗体染色镜检，寻找上皮细胞内的包涵体。一般是散在型及帽型包涵体较多，其他型少见。

4. 钩端、梅毒、回归热螺旋体形态观察

（1）钩端螺旋体（镀银染色）玻片标本：螺旋体呈棕色，一端或两端呈钩状，螺旋细密不清楚。

（2）梅毒螺旋体（镀银染色）玻片标本：螺旋体呈棕色，螺旋密而整齐，有8～12螺旋。

（3）回归热螺旋体（Giemsa染色）玻片标本：螺旋稀疏不规则。

5. 皮肤丝状菌的检查 将病变头发、皮屑或指（趾）甲少许放于载玻片上，滴加10% NaOH 1～2滴，加盖玻片并在酒精灯上徐徐加温，使标本透明（避免气泡产生），然后以低倍或高倍镜观察，菌丝和孢子则清晰可见。

（刘玉霞）

实验十七 医学蠕虫实验

一、线虫标本的观察

【目的要求】

1. 掌握蛔虫受精卵和未受精卵、钩虫卵、鞭虫卵、蛲虫卵的形态特征。
2. 熟悉两种钩虫成虫的外部形态和主要鉴别点及两种丝虫微丝蚴的鉴别要点。
3. 认识蛔虫成虫、蛲虫成虫、鞭虫成虫、旋毛虫幼虫的形态特征。

【实验内容】

1. 似蚓蛔线虫（蛔虫）

（1）蛔虫卵玻片标本：受精蛔虫卵宽椭圆形，卵壳厚而透明，壳外附有一层棕黄色的蛋白质膜，蛋白质膜常有脱落，卵内为一未分裂的圆形卵细胞，在卵细胞与两端卵壳之间，有新月形的间隙。未受精蛔虫卵常为长圆形或窄椭圆形，卵壳与蛋白质膜均较薄，卵内充满着大小不等的曲光颗粒。

（2）蛔虫唇瓣玻片标本：3片唇瓣呈“品”字形，一片在背面，两片在腹面。

（3）雄虫尾部玻片标本：象牙状交合刺一对。

（4）成虫大体标本：成虫为长圆柱体状，体表有横纹和两条侧线，雄虫尾端向腹部卷曲。

2. 毛首鞭形线虫（鞭虫）

（1）鞭虫卵玻片标本：较受精蛔虫卵小，黄褐色，卵壳厚，外形似腰鼓，两端各有一透明塞，内含一尚未发育的卵细胞。

（2）成虫大体标本：虫体形似马鞭，灰白色，前3/5处细长，后2/5处较粗，雄虫尾端向腹面弯曲。雌虫尾端无弯曲。

（3）成虫寄生肠道病理标本：注意观察成虫细长的前端插入肠黏膜的特点。

3. 十二指肠钩口线虫和美洲板口线虫（钩虫）

（1）钩虫卵玻片标本：两种钩虫卵形态相似，中等大小，椭圆形，卵壳薄、无色透明，卵内可见 2～8 个卵细胞，卵壳与细胞之间有明显的间隙。

（2）成虫大体标本：虫体小型，乳白色。雌虫长约 1cm，尾端钝圆。雄虫较小，尾端有膨大的交合伞。十二指肠钩虫弯曲成“C”形，美州钩虫弯曲成“S”形。

（3）两种钩虫的头部和雄虫尾部染色玻片标本：十二指肠钩虫口囊有两对钩齿，交合刺两根末端分开。美洲钩虫口囊有一对板齿，交合刺末端呈倒钩状。

（4）观察钩虫成虫寄生在肠黏膜上病理标本：钩虫以口囊附着于肠黏膜上。

4. 蠕形住肠线虫（蛲虫）

（1）蛲虫卵玻片标本：虫卵长圆形如柿核，较受精蛔虫卵小，无色透明，两侧不对称，一侧较平，一侧稍凸，卵壳较厚，内含一蝌蚪期幼虫。

（2）成虫大体玻片标本：注意观察头翼、食管球。在低倍镜下观察成虫头端由角皮层膨大，而形成头翼，咽管末端呈球形，为本虫鉴别要点。

（3）成虫大体标本：虫体细小，白色，形如白色线头状，雌虫长 1cm 左右，虫体后 1/3 部分尖细；雄虫较小，长 3～5mm，虫体尾端向腹面弯曲。

5. 班氏吴策线虫与马来布鲁线虫（丝虫）

（1）两种微丝蚴染色玻片标本：高倍镜下观察微丝蚴的大小、体态、头间隙的长宽比例、体核的形态及排列和尾部有无尾核，注意班氏微丝蚴与马来微丝蚴的区别。

（2）成虫大体标本：肉眼观察，注意成虫呈细丝状、乳白色特征。

6. 旋毛形线虫（旋毛虫）　旋毛虫幼虫囊包玻片标本：低倍镜观察，注意囊包内幼虫的大小、形态及囊包长轴与肌纤维平行的特点。梭形囊包中常含 1～2 条细长、卷曲的幼虫。

二、吸虫标本的观察

【目的要求】

1. 掌握肝吸虫卵、肺吸虫卵、姜片虫卵、日本血吸虫卵的形态特征及其鉴别要点。

2. 认识吸虫成虫的形态特征，比较各成虫大小、外形、生殖系统、口腹吸盘、消化管道的形态区别。

3. 认识各吸虫的中间宿主及媒介水生植物。

【实验内容】

1. 华支睾吸虫（肝吸虫）

（1）虫卵玻片标本：肝吸虫卵是人体蠕虫卵中最小的虫卵，形似芝麻状，黄褐色，顶端有突起的卵盖，卵盖和卵壳镶嵌处稍向外突起形成肩峰，另一端有一小疣，卵内有一毛蚴。

（2）成虫玻片标本：低倍镜下观察吸盘，口吸盘略大于腹吸盘，睾丸 2 个呈分支状前后排列，约占体长的 1/3。分叶状的卵巢位于虫体中与后 1/3 交界处，卵巢的后方有一较大的受精囊。

（3）成虫大体标本：注意虫体的形态、大小、厚度、颜色及狭长树叶状的外形特征。

（4）中间宿主：第一中间宿主豆螺、沼螺和涵螺，第二中间宿主淡水鱼、虾。

2. 布氏姜片吸虫（姜片虫）

（1）虫卵玻片标本：姜片虫卵是人体蠕虫卵中最大的虫卵，椭圆形，淡黄色，卵壳薄，卵盖小（不明显），卵内含一个卵细胞和20～40个卵黄细胞。

（2）成虫玻片标本：注意观察其生殖系统、口腹吸盘、消化系统等特征。虫体背腹扁平肥厚，腹吸盘较口吸盘大4～5倍，肌肉相当发达。

（3）成虫大体标本的观察：用肉眼观察成虫固定标本，注意虫体的形态、大小、厚度和腹吸盘的位置。

（4）中间宿主及水生植物：肉眼观察扁卷螺、水红菱、荸荠和茭白。

3. 卫氏并殖吸虫（肺吸虫）

（1）虫卵玻片标本：虫卵呈金黄色，长椭圆形，形态常不规则，卵壳厚薄不均，卵盖大，常倾斜，卵内含有一个未分裂的受精卵细胞和十多个卵黄细胞。

（2）成虫大体玻片标本：生殖器官两个睾丸位于虫体后1/3，左右并列，卵巢与子宫并列于腹吸盘之后。

（3）成虫大体标本的观察：注意虫体的形态、大小、颜色及如半粒黄豆状的外形特征。

（4）中间宿主：第一中间宿主川卷螺，第二中间宿主溪蟹、蝲蛄。

4. 日本血吸虫

（1）虫卵玻片标本：虫卵呈宽椭圆形，淡黄色，卵壳薄而均匀，无卵盖，有一小侧棘。卵壳周围常有污物黏附。成熟虫卵内含有毛蚴。

（2）尾蚴玻片标本：低倍镜下观察尾蚴染色玻片标本，注意尾蚴分为体部、尾部，体部为长椭圆形，尾部分叉及尾叉的长度小于尾干长度的1/2的特点。

（3）成虫大体玻片标本：注意观察雄虫抱雌沟、七个睾丸及肠道分支特征，观察雌虫卵巢、输卵管、管状子宫形态特征。

（4）成虫大体标本：注意虫体的形态、大小、雄虫的抱雌沟、雌雄合抱状态和雌、雄虫的区别。

（5）中间宿主：观察钉螺的形态、大小、颜色等特征。

（6）受染动物的病理标本：肉眼观察病兔肠系膜静脉中灰色或白色的虫体及病兔肝表面的灰白色虫卵结节。

三、绦虫标本的观察

【目的要求】

1. 掌握带绦虫卵的形态及鉴别特点。

2. 认识两种带绦虫成虫、头节、孕节片及囊尾蚴的形态特征，掌握鉴别要点。

3. 认识棘球蚴的形态及结构特征。

【实验内容】

1. 链状带绦虫（猪带绦虫）

（1）带绦虫卵：虫卵呈球形或近球形，外有很厚胚膜，棕黄色，具放射状条纹，内含有六钩蚴，新鲜卵的六钩蚴可见3对小钩。两种带绦虫卵形态相似，镜下不能区分。

（2）成虫大体标本：虫体长约2～4m，乳白色，前端窄，后端宽，其未成熟节片宽大于长，成熟节片长宽相等，妊娠节片长大于宽，生殖孔呈左右不规则排列。

（3）头节染色玻片标本：低倍镜下观察头节的形态呈球形，有 4 个吸盘，其顶端有顶突，围绕顶突有两排小钩，颈部是紧连接头节的部分，比较窄细。

（4）孕节的染色玻片标本：猪带绦虫孕节每侧分支为 7～13 支（即由子宫干基部向节片两侧发出者，而非子宫侧支再细分者）。

（5）猪囊尾蚴玻片标本：椭圆形，白色，半透明，囊状物，囊内充满囊液，内有一小白点为头节，头节的结构和成虫头节相似。

（6）受染动物病理标本：肉眼观察被猪囊尾蚴寄生的猪肉，注意囊尾蚴呈黄豆状，其外周被宿主组织反应形成的囊壁所包围，囊内充满液体，其头节由囊壁内凹形成一白色圆点，似米粒。

2. 肥胖带绦虫（牛带绦虫）

（1）虫卵玻片标本：两种带绦虫卵形态相似，镜下不能区分。

（2）成虫大体标本：乳白色，长 4～8m。节片肥厚，有 1000～2000 节，头节方形，幼节短而宽，成节近方形，孕节比猪带绦虫孕节长。

（3）头节染色标本：低倍镜下观察头节的形态及头节上的 4 个吸盘，无顶突及小钩。

（4）孕节染色玻片标本：牛带绦虫孕节每侧分支为 15～30 支。

（5）牛囊尾蚴玻片标本：肉眼观察玻片标本不易区别牛囊尾蚴与猪囊尾蚴。低倍镜下观察牛囊尾蚴的玻片标本，囊内的头节仅有吸盘而无顶突及小钩。

（6）受染动物病理标本：肉眼观察被牛囊尾蚴寄生的牛肉。

3. 细粒棘球绦虫（包生绦虫）

（1）棘球蚴砂染色标本：即棘球蚴囊中所含的原头蚴和育囊，低倍镜下观察原头蚴，可见头节呈圆形，头节可见吸盘、顶突和小钩，顶突有外翻和凹入者。染色较深呈圆形处即为吸盘所在（由于吸盘重叠，4 个吸盘一般不易全部看见）。

（2）受染动物病理标本：肉眼观察寄生于动物肝脏中的棘球蚴。可见棘球蚴为大小不等，乳白色，半透明，囊壁似粉皮状的圆形囊状体。

四、蠕虫卵的常用检查方法

（一）粪便直接涂片法

【实验目的】　熟悉粪便直接涂片法检查蠕虫卵的操作过程，学会镜下寻找、鉴别粪便中的蠕虫卵。

【实验材料】

1. 标本　粪便。

2. 其他　载玻片、竹签、生理盐水、显微镜等。

【实验方法】

1. 于载玻片中央滴加生理盐水 1 滴。

2. 用竹签挑取绿豆大小的粪便，在生理盐水中均匀摊开。粪便量要适中。粪便过多，则涂片太厚不利于观察；粪便太少，则涂片薄影响检出率。制好的涂片以透过水膜能隐约看到课本的字体为适宜。

3. 加盖玻片，镜检，先在低倍镜下观察，发现可疑物再转高倍镜观察。

4. 观察完毕后，将玻片放于消毒缸中。

【注意事项】

1. 取材时应取粪便不同部位的材料。

2. 观察虫卵光线不宜太强，可用聚光器调节至合适光线。

3. 制好的涂片不能干燥，否则不易辨认虫卵。观察宜从盖玻片一角开始，按一定的顺序以免遗漏。

4. 粪便中含有各种植物细胞，酵母菌、花粉、植物纤维和未完全消化的食物残渣等，容易与虫卵混淆，必须注意鉴别。

5. 由于取材少、检出率低，连续涂片 3 次，可提高检出率。

（二）饱和盐水浮聚法

【实验目的】 熟悉饱和盐水浮聚法查蠕虫卵的操作过程。

【实验材料】

1. 标本 粪便。

2. 其他 浮聚杯或青霉素小瓶、载玻片、竹签、滴管、饱和盐水、显微镜等。

【实验方法】

（1）用竹签取黄豆大小的粪便（约 1g）置于浮聚杯或青霉素小瓶内。

（2）先加少许饱和盐水搅和、拌匀。

（3）再加饱和盐水至杯口，挑出粗大粪渣。

（4）改用滴管加饱和盐水至液面略高于杯口又不溢出为宜。

（5）在杯口上轻轻覆盖一张洁净的载玻片、静置 15min。

（6）将载玻片向上提取并迅速翻转，加盖玻片，立即镜检。

饱和盐水的配制：将食盐慢慢加入盛沸水的烧杯内，同时不断搅动，直至食盐不再溶解为止，即配成饱和盐水（100ml 沸水约需加 30 ~ 40g 食盐），装瓶备用。饱和盐水的比重为 1.20。

【注意事项】

1. 本法适用于检验各种线虫卵（钩虫卵尤佳）、带绦虫卵及短膜壳绦虫卵，但不宜用于吸虫卵及原虫包囊的检查。

2. 需将粪便充分捣碎，使虫卵得以上浮。加饱和盐水时应使饱和盐水至略高于杯（或瓶）口又不溢出，提起载玻片时应迅速呈抛物线状翻转玻片，以免使黏附在载玻片上的虫卵丢失。

3. 有人主张在加饱和盐水 20min 后再覆盖载玻片，立即提起翻转后再加盖玻片，镜检，这样可使虫卵黏附于干燥的载玻片上，效果更好。

（三）透明胶纸法

【实验目的】 熟悉用透明胶纸法检查蛲虫卵、牛带绦虫卵的操作过程。

【实验材料】 透明胶纸带、载玻片、特种铅笔、显微镜等。

【实验方法】

1. 将透明胶纸（2cm 宽）剪成 6cm 长，贴于载玻片上备用。

2. 检查时将胶纸揭下，用粘面粘擦受检者肛门周围的皮肤，可用棉签按压无胶一面，使胶面与皮肤充分接触。

3. 揭下胶纸复位于玻片上，镜检。

【注意事项】

1. 本法适用于蛲虫卵、牛带绦虫卵的检查。

2. 检查时间，宜在清晨便前。

3. 如首次检查阴性，可连续检查2~3天。

4. 若胶纸下有许多气泡，可撕开胶纸加一滴生理盐水或二甲苯，再覆盖胶纸后镜检。

（王 蕾）

实验十八 医学原虫实验

一、原虫标本的观察

【实验目的】

1. 掌握溶组织内阿米巴组织型滋养体与包囊的形态特征，熟悉其与结肠内阿米巴包囊的区别。

2. 掌握阴道毛滴虫的形态特征。

3. 熟悉蓝氏贾第鞭毛虫包囊的形态特征，熟悉其滋养体特征。

4. 熟悉杜氏利什曼原虫无鞭毛体的形态特征，熟悉其鞭毛体的形态特点。

5. 熟悉薄血片间日疟原虫红内期的形态及与恶性疟原虫的鉴别特征。

【实验内容】

1. 溶组织内阿米巴（痢疾阿米巴）

（1）痢疾阿米巴大滋养体铁苏木素染色玻片标本：用油镜、高倍镜观察大滋养体的大小及内、外质的区别，形态、伪足及内质中有无红细胞。先用高倍镜找到虫体，然后用油镜观察，或直接用油镜寻找。虫体外质透明，可见舌状或指状伪足，内质呈颗粒状，内有一个核，圆形，核膜内缘的染色质粒大小较一致，排列整齐，核仁小而圆，位于中央。滋养体内质含有红细胞，红细胞的形态随消化程度不同而异。

（2）痢疾阿米巴包囊铁苏木素染色玻片标本：观察包囊的核的形状、核膜、染色质粒及核仁大小与位置等，注意包囊的形态，核的数目及结构，未成熟包囊的拟染色体的形态、数目，糖原泡的形状。包囊呈圆球形，染成蓝黑色。囊壁厚，不着色。核通常1~4个，成熟包囊具4个核，核结构与滋养体相同，糖原泡在染色时被溶解，成为空泡，拟染色体深蓝色，棒状，两端较钝圆。成熟包囊常缺拟染色体。

2. 结肠内阿米巴包囊铁苏木素染色玻片标本 注意结肠内阿米巴与痢疾阿米巴包囊的区别。包囊较溶组织内阿米巴的包囊大，圆球形，胞核1~8个，核构造和滋养体相似。拟染色体的两端不整齐似碎片状或草束状。

3. 阴道毛滴虫

（1）阴道毛滴虫染色玻片标本：阴道毛滴虫滋养体染色标本可见虫体呈梨形或椭圆形，轴柱贯穿虫体并从末端伸出，虫体前1/3处可见一个椭圆形胞核，从虫体前缘发出4根前鞭毛和1根后鞭毛。体外侧前1/2有一波动膜，其外缘与向后延伸的后鞭毛相连。

（2）阴道毛滴虫活体玻片标本：阴道毛滴虫活滋养体呈无色透明状，有折光性，体态多变，活动力强。

4. 蓝氏贾第鞭毛虫

（1）贾第虫滋养体铁苏木素染色玻片标本：滋养体正面观似半个纵切的倒置梨形，侧面观呈瓢状。两侧对称，背面隆起，腹面前半部向内凹陷形成左右两个吸盘，每叶吸盘有一个圆形的泡状细胞核。一对轴柱纵贯虫体，鞭毛4对。

（2）贾第虫包囊铁苏木素染色玻片标本：包囊呈卵圆形，囊壁很厚，不着色。两对核偏于一端，核仁清晰，并可见到鞭毛、轴柱及丝状物。

5. 杜氏利什曼原虫（黑热病原虫） 黑热病原虫无鞭毛体染色玻片标本：虫体细小，圆形或椭圆形，姬氏染色标本中，胞质呈天蓝色，胞核一个，团块状，呈红色。

6. 间日疟原虫 间日疟原虫红细胞内各期形态瑞氏或姬氏染色玻片标本：用油镜观察间日疟原虫的早期滋养体（环状体）、晚期滋养体（大滋养体）、未成熟裂殖体、成熟裂殖体、雌配子体及雄配子体，注意疟原虫细胞核、细胞质及疟色素的颜色、形态及分布，以及被寄生的红细胞大小、着色及有无薛氏小点。

（1）环状体：纤细环状，直径约占红细胞的1/3。染色后胞质蓝色，有一深红色的核，中间为空泡，形似红宝石戒指。

（2）大滋养体：核略增大，可见伪足，胞质内有黄棕色烟丝状疟色素，被寄生的红细胞略胀大，染色变淡，并出现淡红色的薛氏小点。

（3）裂殖体：早期裂殖体只见核分裂而无胞质分裂。成熟裂殖体含12～24个椭圆形裂殖子，排列不规则，疟色素集中在中央。虫体占满胀大的红细胞。

（4）配子体

①雄配子体：圆形，略大于正常红细胞，胞质色蓝略带红，核疏松，淡红色，位于中央，疟色素分散。

②雌配子体：圆形，占满胀大的红细胞，胞质蓝色，核致密，较小，深红色，偏于一侧，疟色素分散。

7. 恶性疟原虫 恶性疟原虫早期滋养体及配子体染色玻片标本 观察方法及内容同间日疟原虫，注意两种疟原虫的区别。

（1）环状体：（需与间日疟原虫比较）虫体小，直径约为红细胞的1/5，常见多个虫体寄生在一个红细胞内，且有虫体寄生在红细胞的边缘，一个虫体有2个核较常见。

（2）配子体：①雄配子体：腊肠形，两端钝圆，胞质色蓝略带红。核位于中央，疏松、淡红色。疟色素黄棕色，小杆状，在核周围较多。②雌配子体：新月状，两端较尖。胞质蓝色。核位于中央，致密，较小，深红色。疟色素深褐色，多在核周围。

二、肠道原虫滋养体和包囊的常用检查方法

【实验目的】 熟悉粪便直接涂片法检查原虫滋养体和包囊的操作方法及注意事项。

【实验材料】

1. 标本 粪便。

2. 其他 载玻片、竹签、碘液、生理盐水、显微镜等。

【实验方法】

1. 活滋养体观察 取一洁净玻片，中央滴一滴生理盐水，挑取有脓血黏液的粪便少许，在生理盐水中混匀，涂开，盖上盖玻片，高倍镜下检查。活滋养体的外质透明，伸出指状或舌状伪足作定向运动，使虫体形态不断发生变化。内质可见细胞核和内含物。如果标本取自培养液，虫体内可含有许多淀粉颗粒。

2. 碘液染色标本查包囊 挑取少许粪便制成涂片，加上盖玻片，在盖玻片旁边滴一滴碘液（碘液不宜过多），使碘液慢慢掺到粪液中，置高倍镜下观察。染色后包囊呈棕黄色，圆球形，囊壁不着色，发亮。核呈小圆圈状，糖原泡着色较深，边界不明显。拟染色体呈亮捧状。

碘液配制：碘化钾 4g，碘 2g，蒸馏水 100ml。

【注意事项】

1. 检查滋养体，涂片应较薄。粪便要新鲜，要求取排出后半小时内的粪便，取黏液脓血部分，可提高检出率。气温近体温时滋养体活动明显，如果天气寒冷，取得的标本要立即检查或保温处理，否则原虫的活动力减弱。

2. 注意溶组织内阿米巴与其他阿米巴滋养体、包囊的鉴别。

（陈　洋）

实验十九　医学节肢动物实验

一、医学节肢动物标本观察

【实验目的】

1. 识别蝇生活史各期形态特征。

2. 了解其他节肢动物形态特征。

【实验内容】

1. 蝇玻片标本

（1）成蝇口器：舐吸式口器，由基喙、中喙和唇瓣组成。唇瓣一对，椭圆形，其内有许多气管样构造。

（2）成蝇足：足部多毛，末端有爪及爪垫各一对，爪垫多细毛，并能分泌黏液。

（3）幼虫（蛆）液浸标本：圆锥形，前端较细，后端呈截面，无足无眼，乳白色，

具后气门，后气门的形态因种而异。

(4) 蛹液浸标本：表面有一层硬的蛹壳，约5～8mm长，两端略圆，形似红豆，初期呈乳黄色，后逐渐呈棕褐或棕黑色。

2. 蚤成虫玻片标本 体呈黄褐色，分节，短小，两侧稍扁平，全身有许多向后生长的鬃和刺，有些蚤的颊部和前胸后缘有黑色坚硬粗壮的刺，称为颊节或前胸节。刺吸式口器，无翅，足三对，很发达。

3. 恙螨幼虫、人疥螨成虫和蠕形螨玻片标本

(1) 疥螨：体小，短椭圆形，背面有波状皱纹和长短不一的刚毛和刺，足4对，短，雌雄成螨前两对足末端均有长柄吸垫。

(2) 恙螨幼虫：足3对，躯体背部有盾板，形状随虫种而异，盾板上有2根感毛及4根盾板毛，背毛有序排列，有分类学上的意义。

(3) 蠕形螨成虫：体长，呈蠕虫状，乳白色，躯体分足体和末体两部分，末体表有环状横纹。毛囊蠕形螨较长，足体约占躯体的1/3，足4对，末体占体长的2/3。皮脂蠕形螨略短，足体约占体长的1/2。

二、人体蠕形螨常用的检查方法

【实验材料】 透明胶纸、70%甘油水溶液、载玻片、刮片、牙签、显微镜等。

【实验方法】

1. 透明胶纸法

(1) 剪取2cm宽的透明胶纸约6cm，粘贴于载玻片上。

(2) 晚上睡觉前洗净面部，将透明胶纸粘于两侧鼻翼、鼻沟，次于早晨揭下，贴于载玻片上。

(3) 撕开胶纸加70%甘油，再覆盖胶纸后镜检。

2. 挤压法 用双手拇指甲相对用力挤压受检者鼻翼两侧皮肤（或其他部位），或用痤疮压迫器、弯头小镊子等器械挤压，挤出线头状皮脂，刮下皮脂置载玻片上的70%甘油水溶液内，盖上盖玻片轻压，镜检。

【注意事项】

1. 用透明胶纸检查时，洗面后不要再用化妆品，以利于粘贴透明胶纸。此法即可检查蠕形螨，同时也有治疗作用。

2. 用挤压法检查时，挤压后用酒精棉球消毒，以防感染。忌挤压毛囊炎等炎症部位。

三、人疥螨常用的检查方法

【实验材料】 70%甘油水溶液、载玻片、刮片、针头、酒精灯、显微镜等。

【实验方法】

1. 用消毒针头沿隧道的方向轻轻的拨开至末端，如在隧道末端发现灰白色虫点，轻轻斜刺虫点底部，挑出疥螨。

2. 如找不到虫点，用钝刀片选刮丘疹或水疱的底部，将虫点或刮出物置于载玻片上，滴一滴生理盐水或甘油，盖上盖玻片，然后置显微镜下观察。

【注意事项】

1. 典型疥疮可根据皮损部位即隧道、丘疹、水疱等取材。躯干及四肢近端不易发现虫点，需用刮片法。

2. 为了提高阳性率，可多取材料。

（田　毅）

第二部分
学习指导

>>>

绪　论

一、大纲要求

1. 掌握微生物、病原微生物的概念。
2. 熟悉免疫的功能、微生物的分类。
3. 了解寄生虫的概念与分类。

二、知识要点

1. 免疫的功能
   - 免疫防御
   - 免疫自稳
   - 免疫监视

2. 微生物的分类
   - 非细胞型微生物：病毒
   - 原核细胞型微生物：细菌、衣原体、立克次体、支原体、螺旋体、放线菌
   - 真核细胞型微生物：真菌

3. 人体寄生虫
   - 医学蠕虫
   - 医学原虫
   - 医学节肢动物

三、复习思考题

（一）名词解释

1. 微生物　2. 病原微生物

（二）填空

1. 免疫的功能表现在以下三个方面：________、________、________。

2. 根据微生物分化程度、化学组成不同可将其分为三大类：__________、________、__________。

3. 人体寄生虫由三部分组成：__________、__________、__________。

（三）选择题

1. 属于非细胞型微生物的是（　　）

   A. 病毒　B. 细菌　C. 真菌　D. 支原体　E. 衣原体

2. 属于真核细胞型微生物的是（　　）

   A. 病毒　B. 细菌　C. 真菌　D. 支原体　E. 衣原体

四、参考答案

（一）名词解释

1. 微生物是一群个体微小、结构简单、肉眼不可见，必须用光镜或电镜放大几百倍、几千倍乃至几万倍方能看到的微小生物的总称。

2. 能引起人类与动植物疾病的微生物称为病原微生物。

（二）填空

1. 免疫防御　免疫自稳　免疫监视

2. 非细胞型微生物　原核细胞型微生物　真核细胞型微生物

3. 医学蠕虫　医学原虫　医学节肢动物

（三）选择题

1. A　2. C

（孙凤娥）

第一篇 免疫学基础

第一章 抗 原

一、大纲要求

1. 掌握抗原的概念、特性。
2. 熟悉决定抗原免疫原性的因素、抗原决定簇、共同抗原与交叉反应。
3. 了解抗原的分类、超抗原和佐剂。

二、知识要点

1. 概念：能够刺激机体产生抗体或效应T细胞，并能与之特异性结合的物质。

2. 特性
   - 免疫原性：能够刺激机体发生免疫应答即产生抗体或效应T细胞的能力
   - 免疫反应性：能与相应抗体或效应T细胞特异性结合，发生免疫反应的能力

3. 分类
   - 根据诱生抗体是否需Th细胞辅助分为
     - 胸腺依赖性抗原（TD－Ag）
       - 需Th细胞辅助
       - 有T、B细胞表位
       - 诱导免疫记忆
     - 胸腺非依赖性抗原（TI－Ag）
       - 不需Th细胞辅助
       - 有B细胞表位
       - 不诱导免疫记忆
   - 根据抗原与机体的亲缘关系分为：同种异型抗原、异种抗原、自身抗原
   - 其他分类
     - 根据抗原的化学组成：蛋白质抗原、多糖抗原、核蛋白抗原
     - 根据抗原的特性
       - 完全抗原：同时具备免疫原性和免疫反应性
       - 半抗原：只有免疫反应性

4. 决定抗原免疫原性的条件
   - 理化性质：异物性、分子量、结构与化学组成
   - 机体因素：遗传、年龄、性别、健康状态等
   - 进入机体的方式：剂量、途径、次数、佐剂的应用等

5. 抗原特异性与交叉反应
   - 抗原特异性
     - 抗原决定簇：决定抗原特异性的特殊的化学基团
     - 半抗原－载体效应
   - 共同抗原和交叉反应
     - 共同抗原
       - 类属抗原
       - 异嗜性抗原
     - 交叉反应：共同抗原刺激机体产生的抗体能与含有相同或相似抗原表位的抗原发生反应

6. 医学上重要的抗原物质：病原生物及其代谢产物；动物免疫血清；同种异型抗原：血型抗原、组织相容性抗原；自身抗原：改变的自身抗原、隐蔽的自身抗原；肿瘤抗原；超抗原

三、复习思考题

（一）名词解释

1. 抗原　2. 抗原决定簇　3. 半抗原　4. 抗原的特异性　5. 共同抗原

（二）填空

1. 抗原的两种特性是__________、__________。
2. 根据抗原的两种特性将抗原分为__________、__________。
3. 根据抗原诱生抗体是否需 Th 细胞辅助分为__________、__________。
4. 根据抗原与机体的亲缘关系分为__________和__________、__________。
5. 决定抗原免疫原性的条件有________、______和________、________、________。
6. 决定抗原特异性的因素是__________。

（三）选择题

A 型题

1. 既是抗原又是抗体的物质是（　　）
   A. 细菌　B. 病毒　C. 青霉素
   D. 细菌外毒素　E. 动物免疫血清
2. 半抗原具有（　　）
   A. 免疫原性　B. 免疫耐受性　C. 免疫反应性　D. 特异性　E. 异嗜性
3. 以下属于半抗原的是（　　）
   A. 外毒素　B. 细菌　C. 类毒素　D. 病毒　E. 磺胺类药物
4. 抗原的免疫原性是指（　　）
   A. 刺激机体免疫系统产生抗体的性能
   B. 刺激机体免疫系统产生致敏淋巴细胞的性能
   C. 与相应抗体在体内外特异性结合的性能
   D. 与相应致敏淋巴细胞在体内外特异性结合的性能
   E. 刺激机体免疫系统产生抗体或致敏淋巴细胞的性能
5. 下列哪种物质是 TI－Ag（　　）
   A. 血清蛋白　B. 细菌外毒素　C. 类毒素　D. 细菌脂多糖　E. 青霉素
6. 下列哪种自身物质可成为抗原（　　）
   A. 红细胞　B. 白细胞　C. 血小板　D. 精液　E. 血浆
7. 异嗜性抗原是一种（　　）
   A. 共同抗原　B. 自身抗原　C. 半抗原　D. 同种异型抗原　E. 超抗原
8. 异嗜性抗原造成机体组织损伤的机制是（　　）
   A. 异种物质　B. 免疫原性强　C. 免疫反应性强
   D. 交叉反应　E. 载体效应
9. 下列物质中免疫原性最强的是（　　）
   A. 蛋白质　B. 多糖类　C. 脂多糖　D. 核酸　E. 脂类
10. 来源于马血清的破伤风抗毒素对人而言是（　　）

A. 异种抗原　B. 同种异型抗原　C. 自身抗原
D. 异嗜性抗原　E. 超抗原

11. 组织器官移植时引起排斥反应的抗原是（　）
A. 异种抗原　B. 同种异型抗原　C. 自身抗原
D. 异嗜性抗原　E. 超抗原

B 型题

A. 异种抗原　B. 同种异型抗原　C. 自身抗原　D. 异嗜性抗原　E. 超抗原

12. 细菌属于（　）
13. 血型不同属于（　）
14. 眼晶状体蛋白进入血液属于（　）
15. 损伤衰老的组织细胞属于（　）
16. 链球菌细胞壁与人肾小球基底膜之间的共同抗原属于（　）

（四）简答题

1. 简述影响抗原免疫原性的因素。
2. 说出医学上重要的抗原物质。
3. 说明动物免疫血清的二重性及其意义。

四、参考答案

（一）名词解释

1. 抗原是指能与淋巴细胞受体特异性结合、诱导免疫应答产生抗体或效应 T 细胞，并能与相应的抗体或效应 T 细胞特异性结合的物质。

2. 抗原决定簇又称为抗原决定基，是抗原分子中决定抗原特异性的特殊化学基团，是 T 细胞受体（TCR）、B 细胞受体（BCR）和抗体识别结合的基本单位，又称为表位。

3. 半抗原又称为不完全抗原，是指仅具有免疫反应性而无免疫原性的物质。如大多数多糖、类脂和某些小分子药物。

4. 抗原的特异性既表现在免疫原性上，也表现在免疫反应性上。前者是指抗原只能激活具有相应受体的淋巴细胞，发生免疫应答，产生特异性抗体和效应淋巴细胞；后者是指抗原只能与相应的抗体和效应淋巴细胞特异性结合发生免疫反应。

5. 共同抗原是指存在相同或相似抗原决定簇的抗原。

（二）填空

1. 免疫原性　免疫反应性
2. 完全抗原　半抗原
3. 胸腺依赖性抗原（TD－Ag）　胸腺非依赖性抗原（TI－Ag）
4. 异种抗原　同种异型抗原　自身抗原
5. 异物性　分子量　分子结构　宿主因素　免疫方法
6. 抗原决定簇

（三）选择题

1. E　2. C　3. E　4. E　5. D　6. D　7. A　8. D　9. A　10. A　11. B　12. A　13. B　14. C　15. C　16. D

（四）简答题

1. ①异物性：包括异种物质、同种异体物质、修饰和隐蔽的自身物质；②抗原的理化性质：包括化学组成、大分子量、复杂的化学结构；③宿主因素：遗传因素、年龄、性别和健康状态等；④免疫方法 ：抗原剂量、免疫途径、免疫次数及时间，以及免疫佐剂的应用等，均可影响抗原的免疫原性。

2. ①病原微生物及其代谢产物：如细菌、病毒、螺旋体以及细菌外毒素等；②动物免疫血清：如破伤风抗毒素（TAT）；③异嗜性抗原：如链球菌细胞壁的蛋白质抗原和人类肾小球基底膜细胞上存在的共同抗原；④同种异型抗原：如人类红细胞血型抗原和组织相容性抗原；⑤自身抗原：包括隐蔽的自身抗原和修饰的自身抗原；⑥肿瘤抗原：包括肿瘤特异性抗原和肿瘤相关抗原；⑦超抗原。

3. 动物免疫血清即抗毒素，通常是用类毒素给马免疫，然后从马血清中取得的。临床常用于防治由外毒素引起的疾病，常用的有破伤风抗毒素、白喉抗毒素。这种动物来源的抗毒素对人具有两重性。一方面，作为特异性抗体，可中和相应外毒素，起到防治疾病作用；另一方面，作为异种动物的血清，具有免疫原性，有可能引起超敏反应。因此，在使用抗毒素前必须做皮肤过敏试验。

（陈瑞玲）

第二章　抗体和免疫球蛋白

一、大纲要求

1. 掌握抗体、免疫球蛋白的概念；免疫球蛋白的生物学功能。

2. 熟悉免疫球蛋白的结构、功能区及水解片段；各类免疫球蛋白的主要特性和功能。

3. 了解 Ig 的抗原特异性、多克隆抗体、单克隆抗体、基因工程抗体的概念。

二、知识要点

1. 抗体（Ab）：是 B 细胞接受抗原刺激后分化为浆细胞，由浆细胞产生的能与相应抗原发生特异性结合的球蛋白。

2. 免疫球蛋白（Ig）：是指具有抗体活性或化学结构与抗体相似的球蛋白。所以抗体都是 Ig，而 Ig 并不一定都是抗体。

3. Ig的结构
- 基本结构
  - 由二硫键连接四条多肽链组成的对称分子。两条相同的长链称为重链（H链），两条相同的短链称为轻链（L链）
  - 可变区（V区）：在Ig多肽链的氨基端，L链的1/2与H链的1/4区域
  - 恒定区（C区）：在多肽链的氨基端，L链的1/2与H链的1/4区域
- 其他结构
  - 连接链（J链）：由浆细胞合成的多肽链，连接单体形成二聚体、五聚体或多聚体
  - 分泌片（SP）：是由黏膜上皮细胞合成与分泌的一种多肽链

4. Ig的功能区（IgG为例）
- 功能区
  - L链：VL、CL
  - H链：VH、CH1、CH2、CH3
- 功能
  - VL和VH：与抗原特异性结合的部位
  - CL和CH1：同种异型遗传标志所在
  - CH2：有补体结合点，能激活补体的经典途径
  - CH3：与多种细胞表面的Fc受体结合

5. Ig的水解片段
- 木瓜蛋白酶水解：2个Fab段、1个Fc段
- 胃蛋白酶水解：1个F（ab′）$_2$、pFc′

6. Ig的生物学活性
- 特异性结合抗原：通过V区与抗原特异性结合，是Ig的主要生物学功能
- 激活补体系统：IgG或IgM与相应抗原结合后，可激活补体传统途径。IgM激活补体系统的能力较强
- 结合细胞表面的FcR：介导调理作用、ADCC效应、Ⅰ型超敏反应
- 穿过胎盘和黏膜

7. 各类Ig的特性与功能
- IgG
  - ①人IgG有四个亚类：$IgG_1 \sim IgG_4$
  - ②含量最高，半衰期最长
  - ③是主要的抗感染抗体
  - ④是唯一能通过胎盘的抗体
  - ⑤能够激活补体；发挥调理作用、ADCC作用；介导协同凝集
  - ⑥某些自身抗体和引起Ⅱ、Ⅲ型超敏反应的抗体也属于IgG
- IgM
  - ①为五聚体，分子量最大，称为巨球蛋白，主要存在于血液中
  - ②抗原结合价最高（5价）
  - ③在个体发育过程中合成最早
  - ④机体感染后出现最早
  - ⑤天然血型抗体、类风湿因子等均为IgM类抗体
- IgA
  - 两型
    - 血清型IgA：多为单体。具有中和毒素、抗菌、抗病毒等作用
    - 分泌型IgA（SIgA）：双聚体。主要存在于黏膜表面及初乳、泪液、唾液
  - 婴儿在出生后4～6月才能合成IgA，但可从初乳中获得SIgA
- IgD
  - 血清型：血清中的IgD功能尚不清楚
  - 膜结合型：可存在于某些B细胞表面，是B细胞表面的抗原识别受体
- IgE
  - 含量最低：但在过敏性疾病和某些寄生虫感染时，特异性IgE含量显著增高
  - 为亲细胞抗体：Fc段易与肥大细胞和嗜碱性粒细胞结合，介导Ⅰ型超敏反应

8. Ig的抗原特异性：同种型、同种异型、独特型。

9. 人工制备抗体的类型：单克隆抗体、多克隆抗体、基因工程抗体。

三、复习思考题

（一）名词解释

1. 免疫球蛋白　2. 抗体　3. 调理作用　4. ADCC 效应　5. 单克隆抗体

（二）填空

1. 人工制备抗体的类型有________、________、________。
2. 根据免疫球蛋白________链________区不同，将其分为五种 。
3. 免疫球蛋白的轻链有________和________两种。
4. 能够激活补体系统的抗体有________和________。既有 J 链又含分泌片的抗体是________。
5. 用木瓜蛋白酶水解 Ig 分子可形成三个片段，其中两个片段完全相同，称为________，另一片段为________。
6. 抗体分子通过其 Fc 段结合细胞表面的 Fc 受体，可以介导的生物学效应主要有________、________、和________。

（三）选择题

A 型题

1. 五种免疫球蛋白的划分是根据（　　）
   A. H 链和 L 链均不同　B. V 区不同　C. L 链不同
   D. H 链不同　E. 连接 H 链的二硫键位置和数目不同
2. 血清中含量最高的 Ig 是（　　）
   A. IgA　B. IgM　C. IgG　D. IgD　E. IgE
3. 脐血中哪类 Ig 增高提示胎儿有宫内感染（　　）
   A. IgA　B. IgM　C. IgG　D. IgD　E. IgE
4. 机体感染后最早出现的抗体是（　　）
   A. IgA　B. IgM　C. IgG　D. IgD　E. IgE
5. 巨球蛋白是指（　　）
   A. IgA 类抗体　B. IgM 类抗体　C. IgG 类抗体
   D. IgD 类抗体　E. IgE 类抗体
6. 类风湿因子是（　　）
   A. IgA 类抗体　B. IgM 类抗体　C. IgG 类抗体
   D. IgD 类抗体　E. IgE 类抗体
7. 具有 J 链结构的 Ig 是（　　）
   A. SIgA、IgG　B. IgM、SIgA　C. IgG、IgD
   D. IgD、IgE　E. IgE、SIgA
8. 惟一能通过胎盘的 Ig 是（　　）
   A. IgA 类抗体　B. IgM 类抗体　C. IgG 类抗体
   D. IgD 类抗体　E. IgE 类抗体
9. 新生儿从母乳中获得的 Ig 是（　　）

A. SIgA　B. IgM　C. IgG　D. IgD　E. IgE

10. 机体抗感染的主要抗体是（　）

A. SIgA　B. IgM　C. IgG　D. IgD　E. IgE

11. 产生抗体的细胞是（　）

A. T 细胞　B. 浆细胞　C. B 细胞　D. 肥大细胞　E. NK 细胞

12. 抗体与抗原结合的部位是（　）

A. 可变区　B. 恒定区　C. 铰链去　D. 超变区　E. 高变区

B 型题

A. SIgA　B. IgM　C. IgG　D. IgD　E. IgE

13. 介导Ⅰ型超敏反应的抗体是（　）

14. 在黏膜局部发挥抗感染的抗体是（　）

15. 能够介导协同凝集作用的抗体是（　）

16. 对感染早期诊断有意义的抗体是（　）

17. 寄生虫感染或过敏反应时含量明显升高的抗体是（　）

18. 能介导 ADCC 效应的抗体主要是（　）

19. 能介导调理作用的抗体主要是（　）

20. 抗原结合价最高的抗体是（　）

（四）简答题

1. 简述 IgG 的木瓜蛋白酶水解片段。

2. 简述抗体 IgG 的主要特性。

3. 简述抗体的生物学功能。

四、参考答案

（一）名词解释

1. 免疫球蛋白是指具有抗体活性或化学结构与抗体相似的球蛋白。所有抗体都是 Ig，而 Ig 并不一定都是抗体。

2. 抗体是 B 细胞接受抗原刺激后分化为浆细胞，由浆细胞产生的能与相应抗原发生特异性结合的球蛋白。

3. 调理作用是 IgG 分子通过其 Fab 段与细菌等颗粒性抗原结合后，通过其 Fc 段与单核吞噬细胞和中性粒细胞表面的相应受体（FcγR）结合，从而增强吞噬细胞的吞噬作用。

4. ADCC 效应是 IgG 分子通过其 Fab 段与肿瘤细胞或病毒感染的细胞结合后，可通过其 Fc 段与 NK 细胞上相应受体结合，而发挥的抗体依赖性细胞介导的细胞毒作用（ADCC）。

5. 单克隆抗体是指针对某一特定抗原决定基，由单一 B 细胞克隆产生的抗体。

（二）填空

1. 单克隆抗体　多克隆抗体　基因工程抗体

2. 重链　恒定区

3. κ　λ

4. IgM　IgG　SIgA

5. Fab 段　Fc 段

6. 调理作用　ADCC 效应　I 型超敏反应

（三）选择题

1. D　2. C　3. B　4. B　5. B　6. B　7. B　8. C　9. A　10. C　11. B　12. A
13. E　14. A　15. C　16. B　17. E　18. C　19. C　20. B

（四）简答题

1. 用木瓜蛋白酶水解 IgG，可以获得三个片段。其中两个片段完全相同，它们能与抗原结合，称为抗原结合片段（Fab）；另一个片段在低温下能够结晶，称可结晶片段（Fc），它不能与抗原结合，但具有其他生物学活性，如结合补体、结合细胞和通过胎盘等。

2. ①IgG 广泛分布于血清、细胞外液中，占血清 Ig 总量的 75%，IgG 的半衰期最长；②IgG 是主要的抗感染抗体；③IgG 是惟一能通过胎盘的抗体；④ IgG Fab 段与相应抗原结合，可中和毒素、中和病毒等，其 Fc 段能与补体 C1q 及吞噬细胞和 NK 细胞表面的 Fc 受体结合，发挥调理作用、ADCC 作用；⑤葡萄球菌 A 蛋白（SPA）能与 IgG Fc 段结合，介导协同凝集作用。

3. ①特异性结合抗原：抗体分子通过可变区与相应抗原发生特异性结合，是抗体最重要的生物学功能；②激活补体系统：IgG 或 IgM 与相应抗原结合后，抗体分子发生变构，暴露出补体结合点，从而激活补体传统途径；③结合细胞表面的 Fc 受体：Ig 能通过其 Fc 段与多种细胞表面的 Fc 受体结合，从而产生不同的生物学效应，如调理作用、ADCC 效应、I 型超敏反应。④穿过胎盘和黏膜：IgG 是人类惟一能通过胎盘的抗体，SIgA 可通过呼吸道和消化道等黏膜上皮细胞到达黏膜表面，发挥黏膜局部免疫作用；⑤免疫调节作用。

（陈瑞玲）

第三章　补体系统

一、大纲要求

1. 掌握补体的概念，组成与命名；补体的生物学作用。
2. 熟悉补体活化的经典途径。
3. 了解 MBL 途径和旁路途径活化；补体激活的调节。

二、知识要点

1. 补体系统概念：补体是存在于人和脊椎动物血清与组织液中一组与免疫有关、具有酶活性的蛋白质，包括30多种可溶性蛋白和膜结合蛋白，故称之为补体系统。

2. 补体系统的组成和理化性质
   - 组成：补体固有成分、补体调节蛋白、补体受体
   - 理化性质
     - 合成补体的细胞：主要是肝细胞和巨噬细胞
     - 多为β球蛋白，其中C3含量最高
     - 补体性质很不稳定

3. 补体系统的激活途径
   - 经典途径
     - 激活物：抗原－抗体复合物
     - 首先活化的补体：C1
     - C3转化酶：C4b2b；C5转化酶：C4b2b3b
     - 参与特异性免疫，感染后期发挥作用
   - 旁路途径
     - 激活物：脂多糖、肽聚糖、酵母多糖等
     - 首先活化的补体：C3
     - C3转化酶：C3bBb；C5转化酶；C3bnBb
     - 参与非特异性免疫，感染早期发挥作用
   - MBL途径
     - 激活物：MBL相关的丝氨酸蛋白酶
     - 首先活化的补体：C4、C2
     - C3转化酶：C4b2b；C5转化酶：C4b2b3b
     - 参与非特异性免疫，感染早期发挥作用

4. 补体激活的调节
   - 自身衰变调节
   - 可溶性调节蛋白：C4结合蛋白、C1抑制物、S蛋白等
   - 膜结合性调节蛋白：膜辅因子蛋白、促衰变因子等

5. 补体系统的生物学作用
   - 溶解细胞作用：细胞膜上MAC形成，导致靶细胞溶解
   - 调理作用：C3b和C4b介导
   - 清除免疫复合物：C3b、C4b通过免疫黏附清除IC
   - 介导炎症反应：某些成分具有过敏毒素、趋化、激肽样作用

三、复习思考题

（一）名词解释

1. 补体系统　2. 免疫黏附作用

（二）填空

1. 补体系统的组成________、________、________。
2. 补体的激活途径________、________、________。
3. 合成补体的细胞主要是________和________。
4. 具有过敏毒素作用的补体成分是________、________、________。
5. 旁路途径的激活物有________、________、________。
6. 具有调理作用的补体片段有________、________。

（三）选择题

A型题

1. 在经典激活途径中首先活化的补体成分是（　　）

A. C2　　B. C3　　C. C1　　D. C5　　E. C4

2. 在旁路激活途径中首先活化的补体成分是（　　）

A. C2　　B. C3　　C. C1　　D. C5　　E. C4

3. 激活补体能力最强的 Ig 是（　　）

A. IgG　　B. IgE　　C. SIgA　　D. IgA　　E. IgM

4. 具有激肽样作用的补体成分是（　　）

A. C3a、C5a　　B. C3a、C4a　　C. C2a　　D. C3a　　E. C5b67

5. 补体系统的三条激活途径均参与的成分是（　　）

A. C2　　B. B 因子　　C. C1　　D. C3　　E. C4

6. 具免疫黏附作用又具有调理作用的补体片段主要是（　　）

A. C4b　　B. C3b　　C. C3a　　D. C5b　　E. C567

7. 既有过敏毒素作用，又具有趋化作用的补体成分主要是（　　）

A. C4a　　B. C5a　　C. C2a　　D. C3b　　E. C5b6789

8. 血清中的补体主要来源于（　　）

A. 肝细胞　B. 巨噬细胞　C. 脾细胞　D. 上皮细胞　E. 血管内皮细胞

9. 补体活化后不具备下列哪项作用（　　）

A. 溶解细胞作用　　B. 趋化作用　　C. 调理作用

D. 中和毒素作用　　E. 过敏毒素作用

10. 参与免疫黏附作用的细胞是（　　）

A. 中性粒细胞和淋巴细胞　　B. 肥大细胞和嗜碱性细胞

C. 巨噬细胞和血小板　　D. 红细胞和血小板

E. 单核细胞和血小板

B 型题

A. C4b2b3b　　B. C4b2b　　C. C3bnBb　　D. C3bBb　　E. C56789

11. 补体经典活化途径的 C3 转化酶是（　　）

12. 补体经典活化途径的 C5 转化酶是（　　）

13. 补体旁路活化途径的 C3 转化酶是（　　）

14. 补体旁路活化途径的 C5 转化酶是（　　）

15. 补体的攻膜单位是（　　）

（四）简答题

简述补体系统的生物学活性。

四、参考答案

（一）名词解释

1. 补体系统是存在于人和脊椎动物血清与组织液中的一组经活化后具有酶活性的球蛋白。补体并非单一分子，包括 30 多种可溶性蛋白和膜结合蛋白，故称之为补体系统。

2. 有些小分子免疫复合物，不易被吞噬细胞吞噬，可通过 C3b 黏附到具有 C3b 受体的红细胞、血小板的表面，则可形成较大的聚合物，易被吞噬细胞吞噬清除，称免疫黏附作用。

（二）填空题

1. 补体固有成分　补体调节蛋白　补体受体
2. 经典途径　旁路途径和 MBL 途径
3. 肝细胞　巨噬细胞
4. C3a　C4a　C5a
5. 细菌脂多糖　酵母多糖　葡聚糖
6. C3b　C4b

（三）选择题

1. C　2. B　3. E　4. C　5. D　6. B　7. B　8. A　9. D　10. D　11. B　12. A　13. D　14. C　15. E

（四）简答题

补体系统的生物学活性：①溶解细胞作用：补体系统激活后在细胞表面形成膜攻击复合物，最终导致靶细胞溶解。②调理作用：C3b 和 C4b 一端可与靶细胞结合，另一端能与中性粒细胞或巨噬细胞表面的相应受体结合，从而促进了吞噬细胞的吞噬作用。③免疫黏附和清除免疫复合物作用：有些可溶性免疫复合物，不易被吞噬细胞吞噬，C3b 或 C4b 可与之结合，并同时结合了具有相应受体的红细胞、血小板，可形成较大的聚合物，易被吞噬细胞吞噬清除。④炎症介质作用：C3a、C4a、C5a 具有过敏毒素作用，C5a 具有趋化作用，C2a 具有激肽样作用，可以引起炎症反应。

（陈瑞玲）

第四章　人类主要组织相容性复合体

一、大纲要求

1. 熟悉组织相容性、主要组织相容性抗原、主要组织相容性复合体（MHC）的概念。

2. 了解 HLA－Ⅰ类、Ⅱ类分子的结构、分布、功能及在医学上的意义。

二、知识要点

1. 组织相容性：不同个体之间组织器官移植时，供体和受体相互接受的程度。
2. 组织相容性抗原：是一个复杂的抗原系统，其中引起强烈而迅速排斥反应的抗原称为主要组织相容性抗原。
3. 主要组织相容性复合体：编码主要组织相容性抗原的基因群称为主要组织相容性复合体（MHC）
   - 人的 MHC 称：HLA 复合体
   - 小鼠 MHC 称：H－2 复合体

4. HLA 分子结构
- Ⅰ类分子：是由轻、重两条多肽链借非共价键连接组成的异二聚体糖蛋白分子
- Ⅱ类分子：由 α、β 两条多肽链以非共价键组成的二聚体糖蛋白分子
- 均分为四个区：肽结合区、Ig 样区、跨膜区、胞浆区

5. 分布
- Ⅰ类分子：广泛分布于所有有核细胞表面
- Ⅱ类分子：主要分布于抗原递呈细胞、活化 T 细胞表面

6. 生物学功能
- 参与抗原的处理和递呈
- 参与免疫应答的调节
- 参与 T 细胞分化过程
- 诱导同种移植排斥反应

7. 遗传特征：单倍型遗传、高度多态性、连锁不平衡。

8. 在医学上的意义
- 与疾病的相关性：是指带有某些特定 HLA 型别的个体易患某种疾病或不易患某种疾病
- 表达异常与疾病：某些肿瘤细胞Ⅰ类抗原表达减少或缺失、甲状腺上皮细胞Ⅱ类抗原异常表达均致疾病
- 引起移植排斥反应
- 引起输血反应：抗白细胞、血小板的 HLA 抗体，使白细胞和血小板受到破坏所致非溶血性输血反应
- 在法医学上的应用：个体识别、亲子鉴定等

三、复习思考题

（一）名词解释

1. 组织相容性　2. MHC

（二）填空题

1. HLA－Ⅰ类分子由轻、重两条多肽链借非共价键连接而成，重链称________链，是由________编码的产物；轻链为________，是由________编码的产物。

2. HLA－Ⅱ类分子是由________、________两条多肽链以非共价键组成，是由________编码的产物。

3. 在一条染色体上，MHC 不同座位等位基因的特定组合是________。

4. HLA 复合体位于人类第________号染色体的短臂上。

5. CD_8^+ T 细胞识别与________分子相结合的抗原，CD_4^+ T 细胞识别与________分子相结合的抗原。

6. HLA－Ⅰ类分子分布于________细胞表面，Ⅱ分子分布于________细胞表面。

7. HLA 复合体遗传的特征是________、________、________。

（三）选择题

A 型题

1. 对人而言 HLA 抗原属于（　　）
   A. 异嗜性抗原　B. 同种异型抗原　C. 异种抗原
   D. 共同抗原　E. 改变的自身抗原

2. 下列哪项不属于 HLA 分子的结构（　　）
   A. 肽结合区　B. 跨膜区　C. 铰链区

D. 胞质区　　E. 免疫球蛋白样区

3. MHC 分子被 TCR 识别的部位在（　）

A. 肽结合区　　B. 跨膜区　　C. 非多肽区

D. 胞质区　　E. 免疫球蛋白样区

4. 通常情况下，不表达 HLA－Ⅱ类抗原的细胞是（　）

A. B 细胞　　B. 活化 T 细胞　　C. 巨噬细胞

D. 树突状细胞　　E. 神经细胞

5. 90% 以上的强直性脊柱炎患者具有下列哪种 HLA 抗原（　）

A. HLA－CW6　　B. HLA－B8　　C. HLA－B27

D. HLA－B7　　E. HLA－B35

6. 多次接受输血的患者发生的非溶血性输血反应，与下列哪种抗体有关（　）

A. ABO 血型抗体　　B. Rh 血型抗体　　C. 抗 Ig 抗体

D. 抗 DNA 抗体　　E. 抗白细胞和血小板 HLA 抗体

（四）简答题

解释 MHC 分子及其功能。

四、参考答案

（一）名词解释

1. 组织相容性是指在不同个体之间进行器官或组织移植时，供体和受体相互接受的程度称为组织相容性，如二者相容，不发生排斥；不相容则会出现排斥反应。

2. MHC 是编码主要组织相容性抗原的基因群，称为主要组织相容性复合体。人类的 MHC 称为 HLA 复合体，编码的抗原称为人类白细胞抗原（human leucocyte antigen, HLA），也称为 HLA 抗原或 HLA 分子。

（二）填空题

1. α 链　HLA－Ⅰ类基因　β_2m　第 15 号染色体相应基因

2. α　β　HLA－Ⅱ类基因

3. 一个单倍型

4. 6

5. MHC－Ⅰ类　MHC－Ⅱ类

6. 各种有核　抗原递呈细胞（APC）和活化的 T

7. 单倍型遗传　高度多态性　连锁不平衡

（三）选择题

1. B　2. C　3. E　4. E　5. C　6. E

（四）简答题

组织相容性抗原是一个复杂的抗原系统，其中引起强烈而迅速排斥反应的抗原称为主要组织相容性抗原（MHA）。编码主要组织相容性抗原的基因群称为主要组织相容性复合体（MHC）。功能：①参与抗原加工和呈递；②约束免疫细胞间的相互作用；③

参与 T 细胞的分化过程；④参与免疫应答的遗传控制；⑤引起移植排斥反应。

（陈瑞玲）

第五章　免疫系统

一、大纲要求

1. 掌握免疫器官的组成和功能。
2. 熟悉主要免疫细胞的表面标志及其作用、免疫细胞的特性及功能。
3. 了解细胞因子的概念、共同特性及在临床上的应用。

二、知识要点

1. 免疫器官
   - 中枢免疫器官：骨髓、胸腺，禽类特有的法氏囊
   - 外周免疫器官：淋巴结、脾脏、黏膜相关的淋巴组织
2. 免疫细胞
   - 淋巴细胞
     - T 细胞
       - 分化发育：在胸腺内完成
       - 表面标志：抗原受体、绵羊红细胞受体、促分裂原受体、细胞因子受体、病毒受体、MHC 分子、CD 分子
       - 亚群：$CD4^+$ 细胞；$CD8^+$ T 细胞
     - B 细胞
       - 分化发育：在骨髓内完成
       - 表面标志：BCR、IgGFc 受体、补体受体、促分裂原受体、细胞因子受体、MHC 分子、CD 分子等
       - 亚群：B1 细胞、B2 细胞
     - NK 细胞、LAK 细胞
   - 单核吞噬细胞
     - 表面标志：IgGFc 受体、补体受体、MHC 分子
     - 主要免疫功能
       - 吞噬杀伤作用
       - 递呈抗原，启动免疫应答
       - 分泌活性物质调节免疫应答
       - 抗肿瘤作用
   - 抗原递呈细胞（APC）
     - 专职 APC：单核巨噬细胞、树突状细胞、B 细胞
     - 非专职 APC：血管内皮细胞，上皮细胞等
3. 免疫分子
   - 抗体
   - 补体
   - 细胞因子
     - 概念：由活化的免疫细胞或非免疫细胞合成分泌的生物活性物质
     - 种类：IL、IFN、TNF、CSF、GF 等
     - 作用方式：自分泌、旁分泌效应
     - 作用特点：多效性、重叠性、网络性、两面性

三、复习思考题

（一）名词解释

1. 中枢免疫器官　2. 专职 APC　3. 丝裂原　4. 细胞因子　5. 淋巴细胞再循环

（二）填空

1. 免疫系统的组成________、________、________。

2. 免疫器官根据其功能分为________和________。
3. 人和哺乳动物的中枢免疫器官是________和________。禽类特有的是________。
4. 外周免疫器官包括________、________、________。
5. T 细胞的两个功能亚群是________、________。
6. 单核吞噬细胞的主要生物学功能________、________、________、________。

（三）选择题

A 型题

1. 人体最大的免疫器官是（ ）
   A. 胸腺 B. 法氏囊 C. 脾脏 D. 淋巴结 E. 骨髓
2. T 淋巴细胞分化成熟的场所是（ ）
   A. 淋巴结 B. 胸腺 C. 黏膜组织 D. 脾脏 E. 骨髓
3. T 淋巴细胞特有的表面标志是（ ）
   A. C3b 受体 B. HLA－Ⅰ类分子 C. HLA－Ⅱ类分子 D. TCR E. CD 分子
4. T 细胞膜上能够传导抗原信号的膜分子是（ ）
   A. CD2 B. CD3 C. CD4 D. CD8 E. CD11
5. T 淋巴细胞转化试验常用的丝裂原是（ ）
   A. PHA B. PWM C. C0nA D. LPS E. SPA
6. Tc 细胞的作用特点是（ ）
   A. 无抗原特异性 B. 受 MHC－Ⅱ类分子限制
   C. 可通过释放 CK 杀伤靶细胞 D. 可通过 ADCC 作用杀伤靶细胞
   E. 特异性杀伤靶细胞
7. 能处理和传递抗原信息的细胞是（ ）
   A. NK 细胞 B. 巨噬细胞 C. 红细胞 D. T 细胞 E. 肥大细胞
8. 具有 HIV 受体的细胞是（ ）
   A. B 细胞 B. $CD4^+$T 细胞 C. $CD8^+$T 细胞 D. NK 细胞 E. DC
9. 与绵羊红细胞结合形成 E 花环的细胞是（ ）
   A. NK 细胞 B. 肥大细胞 C. 浆细胞 D. T 细胞 E. 单核细胞
10. 下列哪种分子是 T 细胞活化后才表达的（ ）
    A. MHC－Ⅰ类分子 B. MHC－Ⅱ类分子 C. CD2 D. CD3 E. CD4
11. 成熟的 T 淋巴细胞的特性不包括（ ）
    A. 细胞膜上表达 TCR－CD3 分子 B. 细胞膜上表达 CD4 和 CD8 分子
    C. 细胞膜上表达 CD2 分子 D. 细胞膜上表达 MHC－I 类分子
    E. 细胞膜上表达丝裂原受体
12. B 细胞识别抗原的受体是（ ）
    A. Fc 受体 B. C3 受体 C. LPS 受体 D. E 受体 E. SmIg
13. 协助 B 细胞传导抗原信号的分子是（ ）
    A. CD2 B. CD3 C. CD79a/CD79b D. SmIg E. CD56

B 型题

A. 肝脏 B. 脾脏 C. 骨髓 D. 淋巴结 E. 法氏囊

14. 淋巴细胞再循环的枢纽是（　　）
15. 各种免疫细胞的发源地是（　　）
16. 禽类特有的中枢免疫器官是（　　）
17. B 细胞主要定居部位是（　　）
18. T 细胞主要定居部位是（　　）

A. Tc　　B. Th　　C. 单核吞噬细胞　　D. NK 细胞　　E. B 细胞

19. 特异性杀伤靶细胞的是（　　）
20. 对细胞免疫和体液免疫均起辅助作用的是（　　）
21. 既是专职 APC，又是重要的免疫活性细胞是（　　）
22. 具有自然杀伤功能的是（　　）

（四）简答题

1. 免疫器官的分类及其功能。
2. 比较 Tc 细胞和 NK 细胞的杀伤特点。
3. 简述 T 细胞亚群及其主要功能。

四、参考答案

（一）名词解释

1. 中枢免疫器官是免疫细胞发生、分化、成熟的场所，也具有促进外周免疫器官发育的功能，人和哺乳动物的中枢免疫器官包括骨髓和胸腺。

2. 专职 APC 是指能够摄取、加工处理抗原，并表达 MHC－Ⅱ类分子的细胞。包括巨噬细胞、树突状细胞（DC）、B 细胞。

3. 丝裂原是指能刺激多克隆的 T、B 淋巴细胞增殖、分化、发生有丝分裂的物质。

4. 细胞因子（cytokine，CK）是由活化的免疫细胞（如单核/巨噬细胞、T 细胞、B 细胞、NK 细胞等）和某些非免疫细胞（如血管内皮细胞、表皮细胞、成纤维细胞等）合成并分泌的小分子多肽，通过和细胞表面的受体结合而发挥作用。

5. 淋巴细胞再循环是指外周淋巴器官中的淋巴细胞经淋巴管进入血液，随血液循环又回到外周免疫器官中的循环过程。

（二）填空题

1. 免疫器官　免疫细胞　免疫分子
2. 中枢免疫器官　外周免疫器官
3. 胸腺　骨髓　腔上囊
4. 淋巴结　脾脏　黏膜相关的淋巴组织
5. $CD4^+$T 细胞　$CD8^+$T 细胞
6. 吞噬杀伤作用　递呈抗原启动免疫应答　免疫调节作用　介导炎症反应　抗肿瘤

(三) 选择题

1. C　2. B　3. D　4. B　5. A　6. E　7. B　8. B　9. D　10. B　11. B　12. E　13. C　14. D　15. C　16. E　17. B　18. D　19. A　20. B　21. E　22. D

(四) 简答题

1. 分为中枢免疫器官与外周免疫器官。中枢免疫器官是免疫细胞发生、分化成熟的场所，人和哺乳类动物的中枢免疫器官包括胸腺和骨髓，禽类有腔上囊。外周免疫器官是免疫细胞定居的场所，也是发挥免疫应答的部位，包括淋巴结、脾脏和黏膜相关的淋巴组织。

2. Tc 细胞的杀伤具有抗原特异性，并受 MHC 类分子限制。NK 细胞不表达抗原识别受体，也不受 MHC 分子限制，为自然杀伤。

3. T 细胞主要有两个功能亚群，即 $CD4^+$ T 细胞和 $CD8^+$T 细胞，根据 $CD4^+$T 细胞分泌的细胞因子和功能的不同，又将其分为 $CD4^+$Th1 细胞和 $CD4^+$Th2 细胞。$CD4^+$Th1 细胞主要分泌 IL－2、IFN－γ、TNF－β 等细胞因子，介导细胞免疫应答。$CD4^+$Th2 细胞主要分泌 IL－4、IL－5、IL－6、IL－10 和 IL－13 等细胞因子，诱导 B 细胞增殖分化，参与体液免疫应答；$CD8^+$T 细胞又称为细胞毒 T 细胞（Tc 或 CTL），可特异性杀伤具有相应抗原的靶细胞，在抗肿瘤细胞免疫和抗病毒感染免疫中发挥重要作用。

（陈瑞玲）

第六章　免疫应答

一、大纲要求

1. 掌握免疫应答的概念、类型、发生场所和基本过程。
2. 掌握 T 细胞、B 细胞对抗原的识别、活化、增殖和效应全过程。
3. 熟悉 T 细胞介导细胞免疫应答的特点。
4. 了解外源性抗原和内源性抗原的递呈过程及体液免疫的效应。

二、知识要点

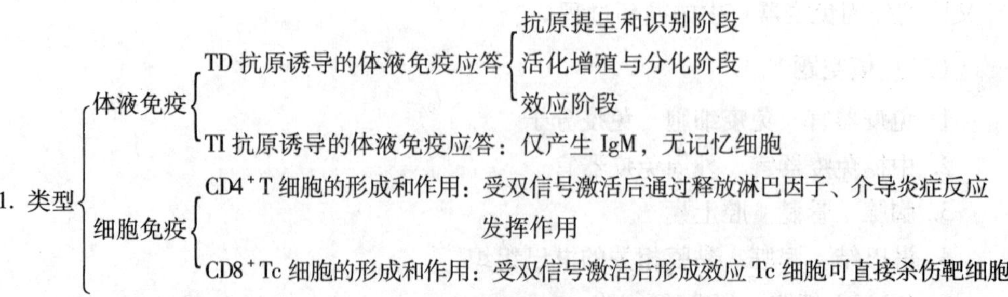

2. 免疫耐受
- 概念：免疫活性细胞接触抗原后所表现的特异性无应答状态；对其他抗原仍能产生免疫应答
- 类型
  - 天然免疫耐受：在胚胎期由自身抗原诱导产生的免疫耐受，也称自身耐受
  - 人工诱导免疫耐受：用人工方法使机体在胚胎期接受某种抗原产生的免疫耐受
- 诱导条件
  - 抗原因素：大分子、颗粒状、聚合体易引起免疫耐受
  - 机体因素：年龄、动物种属和品系、免疫抑制措施的联合应用
- 研究意义
  - 治疗肿瘤：诱导机体接触免疫耐受
  - 治疗自身免疫病：恢复对自身抗原的免疫耐受
  - 用于器官移植方面：建立对移植物的免疫耐受

3. 免疫调节
- 基因水平：控制免疫应答的基因包括
  - 编码抗原分子的基因
  - 编码控制免疫应答分子的基因
- 细胞水平
  - T 细胞的免疫调节：Th1 分泌 IFN－γs 抑制 Th2 的增殖和功能，Th2 产生 IL－4、IL－10 抑制 Th1 的活性
  - 独特型网络调节：BCR 的独特型决定簇被其他 B 细胞识别，其活性被抑制；若 BCR 识别外来抗原或其他 B 细胞的独特型决定簇时，其活性增强
- 分子水平
  - 抗体的免疫调节作用
  - 细胞因子的调节作用
- 神经、内分泌、免疫系统相互调节

三、复习思考题

（一）名词解释

1. 免疫应答　2. 免疫耐受　3. 耐受原

（二）填空

1. 细胞免疫效应作用的两种基本形式是________介导的细胞毒作用，________介导的炎症介质反应。

2. 细胞免疫效应有________，________，________，________。

3. 在抗体产生的一般规律中初次免疫应答的潜伏期________，效价________，持续时间________，抗体以________为主。

4. 在抗体产生的一般规律中再次免疫应答的潜伏期________，效价________，持续时间________，抗体以________为主。

5. 特异性细胞免疫是指________细胞产生的免疫效应，包括________细胞的直接杀伤和________细胞释放淋巴因子发挥的免疫作用。

6. 免疫应答的三个阶段是________阶段、________阶段和________阶段。

7. TD－Ag 需要有________细胞、________细胞和________细胞的协作才能刺激机体产生抗体。

8. B 细胞的抗原识别受体（BCR）是________，它与抗原结合的特异性和该 B 细胞受抗原刺激分化为浆细胞所产生的抗体特异性________。

9. 免疫应答可分为 B 细胞介导的________和 T 细胞介导的________两种类型。

10. 免疫应答发生的主要场所是________、________等外周免疫器官。

11. T 细胞应答的效应细胞是________和________。
12. 不需抗原刺激，直接杀伤靶细胞的细胞是________。
13. 特异性杀伤靶细胞的细胞是________。
14. $CD8^+$Tc 细胞杀伤靶细胞的特点具有________、________和________。

（三）选择题

A 型题

1. 与细胞免疫无关的免疫反应是（　　）
   A. 外毒素中和作用　　B. 抗肿瘤免疫作用
   C. 移植排斥反应　　D. 接触性皮炎
   E. 结核结节形成
2. 下列哪种物质可以特异性被动转移体液免疫（　　）
   A. 抗体　B. IL－2　C. TNF　D. T 细胞　E. IL－1
3. 免疫应答过程不包括（　　）
   A. Mφ 对抗原的处理和提呈　　B. B 细胞对抗原的特异性识别
   C. T 细胞在胸腺内的分化、成熟　　D. T/B 细胞的活化、增殖、分化
   E. 效应细胞和效应分子的产生和作用
4. T 细胞分泌的细胞因子中，在成熟的 B 细胞分化为浆细胞过程中起重要作用的是（　　）
   A. IL－1　B. IL－2　C. IL－4　D. IL－5　E. IL－6
5. TCR 识别抗原的信号传递分子是（　　）
   A. CD2　B. CD3　C. CD4　D. Igα、Igβ　E. CD8
6. 特异性细胞免疫的效应细胞是（　　）
   A. Th1、Th2　B. Th1、Ts　C. Th1、Tc　D. Th2、Tc　E. Th2、Ts
7. DTH 炎症反应的效应细胞是（　　）
   A. 活化的巨噬细胞　　B. 活化的 NK 细胞　　C. 活化的 Th2 细胞
   D. 中性粒细胞　　E. 嗜酸性粒细胞
8. 特异性杀伤靶细胞的细胞（　　）
   A. NK 细胞　B. Mφ 细胞　C. Tc 细胞　D. LAK 细胞　E. 中性粒细胞
9. 免疫应答过程不包括（　　）
   A. B 细胞在骨髓内的分化成熟　　B. B 细胞对抗原的特异性识别
   C. 巨噬细胞对抗原的处理和递呈　　D. T、B 细胞的活化、增殖、分化
   E. 效应细胞产生效应分子
10. TD 抗原引起免疫应答的特点是（　　）
    A. 产生免疫应答的细胞为 B1 细胞　　B. 只引起体液免疫应答
    C. 可直接诱导 T、B 细胞产生免疫应答　　D. 只引起细胞免疫应答
    E. 可形成记忆细胞
11. Tc 杀伤靶细胞的特点是（　　）
    A. 无需细胞直接接触　　B. 作用无特异性
    C. 不需细胞因子参与　　D. 不需要抗原刺激

E. 释放穿孔素、颗粒酶和表达 FasL

12. 下列哪项不属于巨噬细胞的作用（　　）

A. 释放 IL－1　　B. 释放 IL－2
C. 摄取抗原　　D. 加工处理抗原
E. 辅助 T 淋巴细胞活化

13. 具有免疫记忆的细胞是（　　）

A. 巨噬细胞　B. 中性粒细胞　C. 淋巴细胞　D. 肥大细胞　E. NK 细胞

14. T_{DTH}介导的细胞免疫哪项是错误的（　　）

A. 主要是巨噬细胞和 T 细胞参与　　B. 局部可出现组织损伤
C. 以单个核细胞浸润为主的炎症　　D. 伴有免疫复合物的沉积
E. 炎症反应出现较迟

15. T 细胞介导的免疫应答不需要（　　）

A. 巨噬细胞的参与　B. Tc 细胞的参与　C. Th 细胞的参与
D. T_{DTH}细胞的参与　E. NK 细胞的参与

B 型题

A. IgA　B. IgM　C. IgD　D. IgG　E. IgE

16. 初次应答产生的抗体主要是（　　）
17. 再次应答产生的抗体主要是（　　）

A. CD3　B. CD4　C. CD8　D. CD5　E. CD40L

18. 所有 T 细胞共有的抗原（　　）
19. Th 细胞特有的分化抗原（　　）
20. 与 MHC－I 类分子结合的 Tc 细胞分化抗原（　　）
21. 提供 B 细胞活化第二信号的分子（　　）

A. 巨噬细胞、B 淋巴细胞　B. B 淋巴细胞、T 淋巴细胞　C. NK 细胞、巨噬细胞
D. NK 细胞、T 淋巴细胞　E. 巨噬细胞、T 淋巴细胞

22. 在免疫应答中可形成记忆细胞（　　）
23. 可介导 ADCC（　　）
24. 能非特异性杀伤靶细胞（　　）
25. 参与迟发型超敏反应（　　）

（四）问答题

1. 叙述免疫应答的基本过程?
2. 叙述抗体产生的初次应答和再次应答的特点和意义。
3. 叙述研究免疫耐受的意义。

四、参考答案

（一）名词解释

1. 指机体受抗原刺激后，免疫细胞对抗原分子的识别、活化、增殖、分化，产生免疫物质发挥特异性免疫效应的过程。

2. 免疫活性细胞接触抗原后所表现的特异性无应答状态，对其他抗原仍能产生免疫应答。

3. 能诱导免疫耐受的抗原。

（二）填空题

1. $CD8^+$T(Tc)细胞 $CD4^+$Th1(T_{DTH})细胞

2. 迟发型超敏反应 抗胞内菌感染 抗肿瘤免疫 移植排斥反应等

3. 长 低 短 IgM

4. 短 高 长 IgG

5. T Tc Th1（T_{DTH}）

6. 抗原提呈和识别 活化 增殖和分化 效应

7. APC T 细胞 B 细胞

8. SmIg 完全相同

9. 体液免疫应答 细胞免疫应答

10. 淋巴结 脾脏

11. $CD4^+$Th1（T_{DTH}） $CD8^+$Tc

12. NK 细胞

13. Tc 细胞

14. 特异性 MHC－Ⅰ类限制性 连续杀伤

（三）选择题

1. A 2. A 3. C 4. C 5. B 6. C 7. A 8. C 9. A 10. E 11. E 12. B 13. C
14. D 15. E 16. B 17. D 18. A 19. B 20. C 21. E 22. B 23. C 24. C 25. E

（四）问答题

1. 免疫应答的过程可分为三个阶段：即识别阶段、活化与分化阶段、效应阶段。①识别阶段：抗原被 APC 所摄取、加工、处理；T 细胞/B 细胞通过 TCR/BCR 特异性识别抗原肽、递呈和识别的过程。②活化、增殖、分化阶段：T、B 细胞接受抗原刺激后活化增殖与分化最终形成 T 效应细胞或浆细胞并分泌免疫效应分子，如各种细胞因子和抗体。③效应阶段：效应细胞和效应分子共同发挥作用，抗体介导体液免疫和 T 细胞介导细胞免疫清除非己抗原物质或引起免疫相关疾病。

2. 初次应答：当抗原初次进入机体后，需经一定的潜伏期，潜伏期长，先产生 IgM，后产生 IgG，初次应答所产生的抗体量一般不多，持续时间也较短，抗体亲和力低；再次应答：当第二次接受相同抗原时，潜伏期短，主要为 IgG，抗体量迅速增加，在体内留存时间也久，抗体亲和力高。

意义：了解这些规律，在医疗实践中有重要意义。预防接种时，二次或二次以上的接种比只接种一次的免疫效果好；在诊断传染病时，常在疾病早期及相隔一定时间后，比较两次血清中抗体量变化，若第二次抗体量比第一次抗体量升高或升高 4 倍时，则具有诊断或确诊意义，IgM 也作为早期感染的诊断依据。

3. 免疫耐受是机体针对某种抗原刺激所产生的特异性无应答状态。认识免疫耐受有两个方面的意义：在理论上有助于认识免疫系统如何识别“自己”和“非己”维持免疫自稳；在实践上诱导和维持免疫耐受以防治超敏反应、自身免疫病和移植排斥反应；通过解除免疫耐受而有利于对病原体的清除及肿瘤的控制。

（朱凤林）

第七章　超敏反应

一、大纲要求

1. 掌握超敏反应的概念、分类；掌握各型超敏反应的特点及发生机制。
2. 熟悉Ⅰ型超敏反应的防治原则。
3. 了解各型超敏反应常见的临床疾病。

二、知识要点

1. Ⅰ型
   - 参与反应的物质：组胺、白三烯、激肽原酶、血小板活化因子
   - 发生过程
     - 致敏阶段：IgE 产生并与肥大细胞、嗜碱粒细胞结合
     - 发敏阶段：细胞脱颗粒
     - 效应阶段：生物活性介质引起临床表现
   - 临床常见病：过敏性休克、呼吸道过敏反应、消化道过敏反应、皮肤过敏反应
   - 防治原则：查找变应原、特异性脱敏和减敏治疗、药物治疗
2. Ⅱ型
   - 发生机制
     - 激活补体
     - 激活吞噬细胞
     - 激活 NK 细胞
     - （以上）导致细胞溶解
   - 临床常见病：输血反应、新生儿溶血症、免疫性血细胞减少症、抗基底膜型肾小球肾炎和风湿性心肌炎、肺肾综合征、甲状腺功能亢进
3. Ⅲ型
   - 发生机制
     - 中等大小免疫复合物的形成和沉积
     - 中等大小 IC 的致病作用：激活补体、血小板活化、炎性介质的作用
   - 临床常见病
     - 局部免疫复合物病：Arthus 反应、人类局部免疫复合物病
     - 全身免疫复合物病：血清病、感染后肾小球肾炎、类风湿性关节炎、系统性红斑狼疮
4. Ⅳ型
   - 发生机制
     - 致敏阶段：抗原经 APC 加工处理后递呈给 Tc 和 Th 细胞，二者活化增殖分化成效应 Tc 和 Th
     - 效应 T 细胞介导 DTH：直接杀伤靶细胞；释放淋巴因子
   - 临床常见病
     - 传染性超敏反应
     - 接触性皮炎
     - 移植排斥反应

三、复习思考题

（一）名词解释

1. 超敏反应　2. 新生儿溶血症

（二）填空题

1. 表面具有 IgE Fc 受体的细胞有________和________。

2. 超敏反应是一种引起机体________或________的免疫应答。

3. 青霉素的降解产物属一种________，与人体组织蛋白结合可获得________性。

4. 在注射________时，如果遇到皮肤反应阳性者，可采取小剂量、短间隔、连续多次注射后再足量注射的方法，称为________治疗。

5. Ⅱ型超敏反应又称为________或________超敏反应。

6. 补体不参与________型和________型超敏反应。

7. 抗 ABO 血型物质的天然抗体属于________，抗 Rh 血型物质的抗体属于________类 Ig。

（三）选择题

A 型题

1. 不能引起Ⅰ型超敏反应的抗原是（　　）

A. 花粉　B. 螨　C. 同种异型抗原　D. 真菌　E. 青霉素

2. 当患者需要注射抗毒素，而又对其过敏时，可采取的治疗措施是（　　）

A. 脱敏注射　B. 减敏疗法

C. 先小量注射类毒素，再大量注射抗毒素　D. 同时注射类毒素和足量抗毒素

E. 先服用抗过敏药物，再注射抗毒素

3. 属于Ⅰ型超敏反应的疾病是（　　）

A. 过敏性休克样反应　B. 新生儿溶血症　C. 系统性红斑狼疮

D. 过敏性休克　E. 传染性变态反应

4. 不属于Ⅲ型超敏反应的疾病是（　　）

A. 类风湿性关节炎　B. 血小板减少性紫癜　C. 血清病

D. 全身性红斑狼疮　E. 免疫复合物性肾小球肾炎

5. 属于Ⅱ型超敏反应的疾病是（　　）

A. Arthus 反应　B. 格雷夫斯病（Graves 病）　C. 花粉症

D. 接触性皮炎　E. 血清病

6. 属于Ⅳ型超敏反应的疾病是（　　）

A. 新生儿溶血症　B. 支气管哮喘　C. 血清病

D. 青霉素过敏性休克　E. 接触性皮炎

7. 能使支气管平滑肌发生持久而强烈收缩的物质是（　　）

A. 激肽原酶　B. 前列腺素　C. 白三烯

D. 血小板活化因子　E. 组织胺

8. 在Ⅰ型超敏反应中发挥重要作用的抗体类型是（　　）

A. IgG　B. IgA　C. IgM　D. IgE　E. IgD

9. 抗体参与的超敏反应包括（　　）

A. Ⅰ型超敏反应　B. Ⅰ、Ⅱ型超敏反应　C. Ⅰ、Ⅱ、Ⅲ型超敏反应

D. Ⅳ型超敏反应　E. Ⅲ、Ⅳ型超敏反应

10. 新生儿溶血症可能发生于（　　）

A. Rh^+母亲首次妊娠，胎儿血型为Rh^+

B. Rh^+母亲再次妊娠，胎儿血型为Rh^+

C. Rh^-母亲再次妊娠，胎儿血型为Rh^+

D. Rh^-母亲再次妊娠，胎儿血型为Rh^-

E. Rh^-母亲首次妊娠，胎儿血型为Rh^-

11. 脱敏注射可以用于（　　）

A. 对异种血清过敏，又必须使用的个体　B. 血清病患者

C. 对某种食物过敏患者　D. 支气管哮喘患者

E. 青霉素皮试阳性者

B 型题

A. 组胺　B. 白三烯（LT）　C. 前列腺素　D. 激肽　E. 内啡肽

12. 贮存在嗜碱性粒细胞颗粒内的介质是（　　）

13. 引起支气管持续痉挛的主要介质是（　　）

A. 自身免疫性溶血性贫血　B. 过敏性鼻炎　C. 全身性红斑狼疮

D. 支原体肺炎　E. 接触性皮炎

14. 属于Ⅰ型超敏反应性疾病的是（　　）

15. 属于Ⅱ型超敏反应性疾病的是（　　）

16. 属于Ⅲ型超敏反应性疾病的是（　　）

17. 属于Ⅳ型超敏反应性疾病的是（　　）

（四）问答题

1. 试述Ⅰ型超敏反应的发生机制。

2. 试述Ⅲ型超敏反应的发生机制。

3. 简述Ⅰ型超敏反应的防治原则。

四、参考答案

（一）名词解释

1. 超敏反应是指机体再次接触相同抗原刺激后出现机体组织损伤或生理功能紊乱的特异性免疫应答。

2. 新生儿溶血症：主要由母子间 Rh 血型不合引起为Rh^-母亲针对Rh^+的红细胞（如分娩、输血等）产生抗 Rh 抗原的 IgG 类抗体，该类抗体能够通过胎盘进入胎儿体内与胎儿Rh^+红细胞结合，发生Ⅱ型超敏反应导致胎儿红细胞破坏。

（二）填空题

1. 肥大细胞　嗜碱性粒细胞

2. 组织损伤　功能紊乱

3. 半抗原　免疫原

4. 抗毒素　脱敏

5. 细胞毒型　细胞溶解型

6. Ⅰ　Ⅳ

7. IgM　IgG

（三）选择题

1. C　2. A　3. D　4. B　5. B　6. E　7. C　8. D　9. C　10. C　11. A　12. A　13. B　14. B　15. A　16. C　17. E

（四）问答题

1. Ⅰ型超敏反应是由（变应原）特异性 IgE 介导的、通过肥大细胞和嗜碱性粒细胞产生和释放多种生物活性介质而引起的生理功能紊乱。分致敏和效应两个阶段阐述。

（1）致敏阶段：具有过敏体质个体接触变应原后产生 IgE 类特异性抗体并与肥大细胞和嗜碱性粒细胞上 IgE Fc 段受体结合使机体处于致敏状态。

（2）发敏阶段：当处于致敏状态的个体再次接触相同的变应原时变应原与结合在肥大细胞和嗜碱性粒细胞上的特异性 IgE 结合，使肥大细胞和嗜碱性粒细胞发生脱颗粒和膜代谢改变，分泌多种生物活性介质。

（3）效应阶段：生物活性介质导致机体功能紊乱，出现临床症状。

2. Ⅲ型超敏反应是指中等大小的免疫复合物沉积于局部或全身毛细血管基底膜通过激活补体并在中性粒细胞、嗜碱性粒细胞和血小板的参与下引起充血水肿和局部组织坏死。

（1）中等大小可溶性免疫复合物的形成：可溶性抗原和低亲和力抗体结合容易形成中等大小的可溶性免疫复合物不易被吞噬或通过肾小球滤过长期存在于血循环中。

（2）中等大小可溶性免疫复合物的沉积：①免疫复合物可促进血管活性胺类物质的产生和释放使毛细血管通透性增加。②局部解剖和血管动力学因素：沉积容易发生在血流丰富、血管迂回、血管内外压差较大之处，如肾小球和关节滑膜。

（3）免疫复合物沉积导致组织损伤。

3. Ⅰ型超敏反应的防治原则是：

（1）发现变应原并避免与其接触。

（2）脱敏疗法：需要应用抗毒素时，若皮肤试验呈阳性反应，可采用在短时间内少量多次注射的方法，使变应原逐步与致敏靶细胞上的 IgE 结合，当细胞上的 IgE 全部被消耗即可达到暂时脱敏状态。这时，再注入大剂量的抗毒素血清，则不会发生超敏反应。

（3）减敏疗法：对能够检出而难以避免接触的变应原，如花粉、尘螨等，可在明确变应原后，将变应原制成脱敏制剂，采用少量多次反复皮下注射的方式，达到减敏的目的。

（4）药物治疗：①抑制生物活性介质释放的药物如色苷酸二钠、水杨酸类药物、儿茶酚胺类药物；②生物活性介质拮抗药如苯海拉明、扑尔敏、异丙嗪等；③改善器官反应性的药物如肾上腺素、麻黄素等。

（朱凤林）

第八章　免疫缺陷病与自身免疫病

一、大纲要求

1. 掌握免疫缺陷病和自身免疫病的概念和分类。
2. 熟悉原发性免疫缺陷病的代表性疾病、自身免疫病的免疫损伤机制与典型疾病。
3. 了解免疫缺陷病和自身免疫病的发病机制和治疗原则。

二、知识要点

1. 免疫缺陷病
- 共同特点
  - 易感染：感染反复发作，致死的主要原因
  - 易发生恶性肿瘤
  - 易发生自身免疫病：类风湿性关节炎等
  - 临床表现复杂多样
- 原发性免疫缺陷病：B、T细胞免疫缺陷病，联合免疫缺陷病，吞噬细胞功能缺陷病，补体缺陷
- 继发性免疫缺陷病
  - 获得性免疫缺陷综合征
  - 继发于其他疾病的免疫缺陷病
- 治疗
  - 骨髓移植：干细胞移植，使受损的免疫重建
  - 基因治疗：将正常基因导入患者淋巴细胞或干细胞输入免疫球蛋白或免疫
  - 细胞抗感染：抗感染和预防感染是重要的治疗手段

2. 自身免疫病
- 基本特征
  - （1）患者血液中可测得高效价自身抗体和（或）自身组织成分起反应的致敏淋巴细胞
  - （2）自身抗体和（或）自身致敏淋巴细胞作用于靶抗原所在组织、细胞，造成相应组织器官的病理性损伤和功能障碍
  - （3）能通过患者的血清或淋巴细胞使疾病被动转移
  - （4）病情转归与自身免疫反应强度密切相关
  - （5）除一些病因明了的继发性自身免疫性疾病可随原发疾病的治愈而消退外，多数原因不明的自身免疫常呈反复发作和慢性迁延
- 分类：其一是按疾病累及的系统区分；其二是按器官特异性分类
- 病理损伤：由自身免疫应答的产物包括自身抗体和（或）滋生致敏淋巴细胞引起的，后者造成病理损伤的机制与各型超敏反应相同
- 治疗原则：通常针对疾病的病理变化和组织损伤所致的后果进行治疗，也可通过调解免疫应答的各个环节阻断疾病进程达到治疗的目的

三、复习思考题

（一）名词解释

1. 免疫缺陷病　2. 自身免疫病　3. 自身耐受

（二）填空题

1. 免疫缺陷病是免疫系统中任何一个成分的缺失或功能不全而导致免疫功能障碍

所引起的疾病，其涉及________、________或________。

2. 免疫缺陷病根据累及的免疫成分不同，可分为________、________、________、________和________。

3. 获得性免疫缺陷综合征是由________感染引起的。

4. AIDS 的传染源是________和________。

5. AIDS 的主要传播方式是有三种：________、________和________。

6. 引起继发性免疫缺陷最常见的原因________、________、________、________。

7. AIDS 的临床特点有________、________和________。

8. ________是指机体免疫系统对自身成分发生免疫应答的现象。如果这种免疫应答对自身组织造成________并出现________，引起临床症状时，称为________。

9. ________与人心肌间质、心肌和肾基底膜等有共同抗原成分。

10. 大肠杆菌 O14 型脂多糖与人结肠黏膜有共同抗原，所以与________有关。

11. 甲状腺球蛋白、精子、神经髓鞘磷脂碱性蛋白和眼晶状体蛋白都属于________。

（三）选择题

A 型题

1. 选择性免疫球蛋白缺陷不包括（　　）

A. 选择性 IgA 缺陷　B. 选择性 IgM 缺陷　C. 选择性 IgE 缺陷
D. 选择性 IgG 亚类缺陷　E. IgM 升高的 IgG 和 IgA 缺陷

2. 属于 T 细胞缺陷性疾病的是（　　）

A. 共济失调 - 毛细血管扩张症　B. 慢性肉芽肿病　C. DiGeoge 综合征
D. 性联低丙种球蛋白血症　E. 白细胞黏附缺陷

3. 属于吞噬细胞缺陷的免疫缺陷性疾病为（　　）

A. Wiskott - Aldrich 综合征　B. 慢性肉芽肿病　C. 先天性胸腺发育不良
D. 共济失调 - 毛细血管扩张症　E. 性联低丙种球蛋白血症

4. DiGeorge 综合征是指（　　）

A. 先天胸腺发育不全　B. C3 缺乏　C. C1INH 缺乏
D. 慢性肉芽肿　E. 选择性 IgA 缺乏症

5. 下列哪些因素可改变自身组织和细胞的免疫原性（　　）

A. 外伤、感染、电离辐射、药物　B. 外伤、异体组织移植
C. 外科手术、免疫接种、药物　D. 外伤、肿瘤、免疫接种
E. 肿瘤、免疫接种、感染

6. A 群乙型溶血性链球菌感染后引起肾炎是由于（　　）

A. 链球菌与肾小球基膜有共同的抗原　B. 促进隐蔽抗原的释放
C. 由于免疫功能缺陷引起　D. 自身抗原的改变
E. 免疫调节功能异常

7. 超抗原引起自身免疫病的机制是（　　）

A. 隐蔽抗原的释放
B. 自身抗原的改变

C. 交叉抗原的存在
D. 多克隆激活自身反应性 T、B 淋巴细胞
E. 分子模拟

8. 机体产生抗核抗体多见于（　　）
A. 多发性骨髓瘤　　B. 系统性红斑狼疮　　C. 自身免疫性溶血性贫血
D. 甲状腺肿大　　E. 重症肌无力

9. 重症肌无力的自身抗原是（　　）
A. 平滑肌　B. 乙酰胆碱受体　C. 胰岛素受体　D. 细胞核　E. 血小板

10. 自身免疫是指（　　）
A. 机体免疫系统对自身抗原不应答
B. 机体对自身组织成分产生自身抗体和自身免疫效应淋巴细胞的现象
C. 机体对自身抗原产生免疫应答，导致组织损伤并引起临床症状
D. 对机体有害的免疫应答
E. 对“非己”和自身抗原产生免疫回答

11. EB 病毒感染后，患者体内出现多种自身抗体是由于（　　）
A. EB 病毒为多克隆激活剂，多克隆激活 B 淋巴细胞
B. Th 细胞旁路激活淋巴细胞
C. 独特型旁路激活自身反应性 T 淋巴细胞
D. 与正常组织发生交叉反应
E. 病毒 DNA 与宿主 DNA 整合使自身组织改变

12. 属于自身免疫病的是（　　）
A. 艾滋病　　B. 白血病　　C. 多发性骨髓瘤
D. 流行性乙型脑炎　　E. 胰岛素依赖性糖尿病

13. 自身免疫病是由于下列哪项免疫功能损害所致（　　）
A. 抗原递呈　B. 免疫防御　C. 免疫监视　D. 免疫自稳　E. 以上都不是

B 型题

A. 红细胞　　B. 变性 IgG　　C. 细胞核成分
D. 胃壁细胞　　E. 促甲状腺激素(TSH)受体

14. SLE 的自身抗原是（　　）
15. 恶性贫血的自身抗原是（　　）
16. 类风湿性关节炎的自身抗原是（　　）
17. 自身免疫性溶血性贫血的自身抗原是（　　）
18. Graves 病的自身抗原是（　　）

（四）问答题

试述免疫缺陷病的类型及其共同特点。

四、参考答案

（一）名词解释

1. 免疫缺陷病是指免疫系统中任何一个成分的缺失或功能不全而导致免疫功能障

碍所引起的疾病。

2. 自身免疫病是因机体免疫系统对自身成分发生免疫应答而导致的组织损伤或功能紊乱，属于病理性免疫应答。

3. 自身耐受是指机体免疫系统针对自身组织成分不发生免疫损伤的现象。其发生涉及中枢耐受和外周耐受的多种机制。

（二）填空题

1. 免疫细胞　免疫分子　信号转导的缺陷
2. 体液免疫缺陷　细胞免疫缺陷　联合免疫缺陷　吞噬细胞缺陷补体缺陷
3. 人免疫缺陷病毒
4. HIV 的无症状携带者　AIDS 患者
5. 性传播途径　血液传播途径　垂直传播途径
6. 营养不良　感染　药物　肿瘤
7. 机会感染　恶性肿瘤　神经系统症状
8. 自身免疫　病理损伤　功能障碍　自身免疫病
9. A 族溶血性链球菌
10. 溃疡性结肠炎
11. 隐蔽抗原

（三）选择题

1. C　2. C　3. B　4. A　5. A　6. A　7. D　8. B　9. B　10. B　11. A　12. E
13. D　14. C　15. D　16. B　17. A　18. E

（四）问答题

根据免疫缺陷发生的原因可分为原发性和继发性免疫缺陷病。根据免疫系统中累及的成分不同可分为体液免疫缺陷、细胞免疫缺陷、联合免疫缺陷、吞噬细胞缺陷和补体缺陷。

共同特点是：①对各种感染的易感性增高并容易发生机会性感染；感染性质与免疫缺陷的成分有关如细胞免疫缺陷易发生病毒、真菌和胞内寄生菌的感染而体液免疫缺陷和非特异性免疫成分缺陷时易发生化脓性细菌感染。②恶性肿瘤的发生率增高尤其是 T 细胞缺陷时；主要是淋巴系统的恶性肿瘤。③容易发生自身免疫病。

（朱凤林）

第九章　免疫学临床应用

一、大纲要求

1. 掌握人工主动免疫、人工被动免疫、过继性免疫的概念。
2. 熟悉抗原－抗体反应的基本类型及其特点。
3. 了解常用的免疫增强剂和免疫抑制剂和细胞因子的检测方法。

二、知识要点

1. 免疫学防治
   - 人工免疫的种类：自动免疫、被动免疫、过继免疫
   - 人工自动免疫
     - 灭活疫苗：将病原体用物理化学方法灭活而成的制剂
     - 减毒活疫苗：减毒或无毒的活病原微生物制成的制剂
     - 类毒素：细菌的外毒素经甲醛脱毒保留免疫原性
     - 新型疫苗：利用高科技研制出高效、安全廉价的疫苗
   - 人工被动免疫
     - 抗毒素：将类毒素多次免疫动物后获得的抗体
     - 人免疫球蛋白制剂：人血浆丙种球蛋白和胎盘球蛋白
   - 过继免疫：给患者转输具有在体内继续扩增效应细胞的一种疗法
   - 免疫增强与抑制疗法：主要用于治疗感染、肿瘤、免疫缺陷等免疫功能低下的疾病
   - 计划免疫：据某些特定有传染并的疫情监测和免疫状况分析，按照规定的免疫程序有计划地进行人群预防接种，提高人群免疫水平，达到控制、消灭相应传染病的目的而采取的重要措施

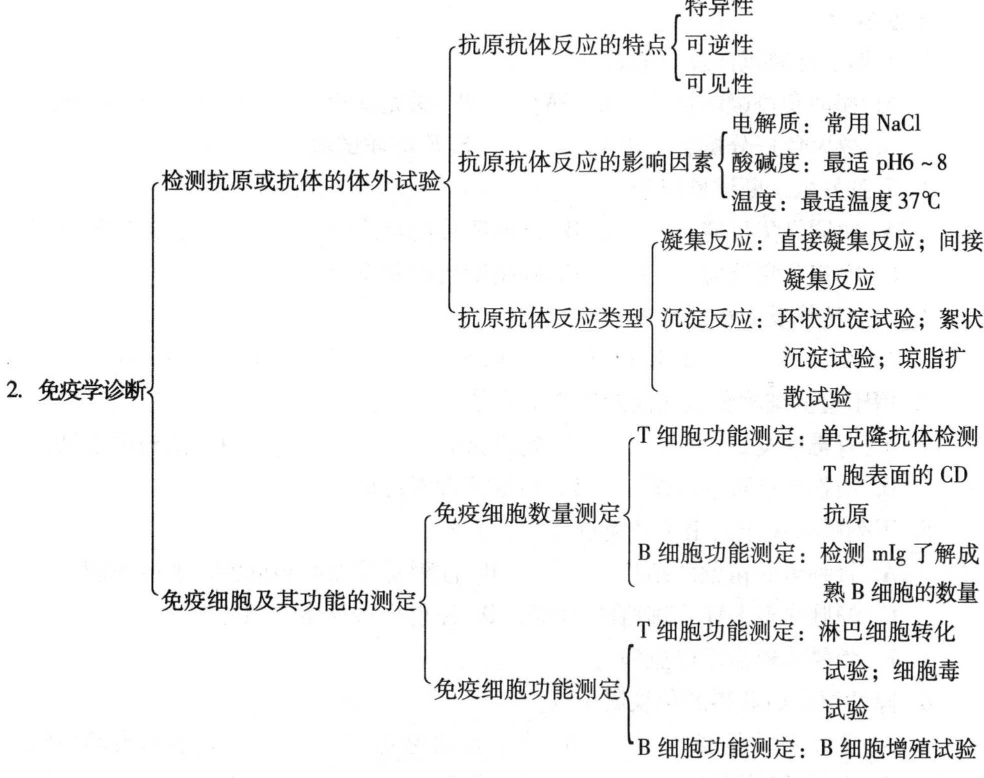

三、复习思考题

（一）名词解释

1. 凝集反应　2. 疫苗　3. 类毒素　4. 生物制品

（二）填空题

1. 人工自动免疫给机体注射的物质是________，人工被动免疫给机体注射的物质是________。

2. 预防白喉时，应选用________制剂，属于________免疫。

3. 抗毒素用于________所致疾病的________和________。

4. 一般活疫苗的优点是接种次数________，用量________，免疫效果________，但缺点是不易________。

5. 预防战伤发生破伤风可用________进行人工自动免疫。

6. 凝集反应中抗原为________，与相应________结合时，在有适量________的情况下，能形成肉眼可见的________小块。

7. 免疫荧光技术中最常用的荧光素是________和________。

8. 酶免疫分析法中最常用的酶是________和________。

9. 机体接种卡介苗是________免疫，注射破伤风抗毒素是________免疫。

10. 免疫抑制药物主要用于________、________和________的治疗。

11. 免疫增强药物可用于________、________和________的治疗。

（三）选择题

A 型题

1. 不属于抗原抗体反应的是（　　）

A. 酶联免疫吸附试验（ELISA）　B. 锡克试验　C. 抗球蛋白试验
D. 放射免疫分析法（RIA）　E. E 花环试验

2. 乳胶妊娠诊断试验属于（　　）

A. 协同凝集反应　B. 反向间接凝集反应　C. 直接凝集反应
D. 间接凝集反应　E. 间接凝集抑制反应

3. 抗原抗体反应最适宜的 pH 为（　　）

A. 3～4.5　B. 4.5～5　C. 5～6　D. 6～8　E. 8～9

4. 用于检测细胞免疫功能的皮肤试验是（　　）

A. 青霉素皮试　B. 锡克试验　C. 结核菌素试验
D. 破伤风抗毒素皮试　E. 白喉抗毒素皮试

5. 下列哪项属于人工主动免疫（　　）

A. 接种卡介苗预防结核　B. 注射免疫核糖核酸治疗恶性肿瘤
C. 静脉注射 LAK 细胞治疗肿瘤　D. 注射丙种球蛋白预防麻疹
E. 骨髓移植治疗白血病

6. 隐性感染后获得的免疫属于（　　）

A. 人工被动免疫　B. 人工自动免疫　C. 自然自动免疫
D. 自然被动免疫　E. 过继免疫

7. 胎儿从母体获得 IgG 属于（　　）

A. 人工被动免疫　B. 人工自动免疫　C. 自然自动免疫
D. 自然被动免疫　E. 过继免疫

8. 下列情况属于自然被动免疫的是（　　）

A. 天然血型抗体的产生　B. 通过注射类毒素获得的免疫
C. 通过注射抗毒素获得的免疫　D. 通过隐性感染获得的免疫
E. 通过胎盘、初乳获得的免疫

9. 下列哪项不是人工被动免疫的生物制品（　　）
   A. 抗毒素　B. 丙种球蛋白　C. 转移因子　D. 胸腺素　E. 类毒素
10. 下列那种疫苗是死疫苗（　　）
   A. 卡介苗　B. 伤寒菌苗　C. 脊髓灰质炎疫苗　D. 麻疹疫苗　E. 布氏菌苗
11. 下列那种不是免疫制剂（　　）
   A. 类毒素　B. 转移因子　C. 抗生素　D. 抗毒素　E. 疫苗
12. 下列哪种反应抗原是颗粒性的（　　）
   A. 直接凝集反应　B. 环状沉淀反应　C. 补体结合试验
   D. 对流免疫电泳　E. 单克隆抗体技术
13. 胶乳凝集抑制试验阳性结果为（　　）
   A. 对照凝，试验凝　B. 对照凝，试验不凝　C. 对照不凝，试验凝
   B. D. 对照不凝，试验不凝　E. 以上均不是

B 型题

A. Western Bloting　B. 细胞毒实验　C. 溶血空斑实验
D. E 花环实验　E. PHA 淋巴细胞转化实验

14. 测 T 细胞数量（　　）
15. 测定抗体生成细胞数（　　）
16. 测定 NK 细胞杀伤活性（　　）

A. 测定 Tc 细胞的功能　B. IgG 测定　C. SmIg 测定
D. T 细胞亚群测定　E. 淋巴细胞转化试验

17. 细胞毒试验可用于（　　）
18. PHA 可用于（　　）
19. 免疫比浊法可用于（　　）

A. 凝集反应　B. 沉淀反应　C. 补体结合反应
D. 间接凝集试验　E. 间接凝集抑制试验

20. 肥达反应属于（　　）
21. 妊娠试验属于（　　）
22. 琼脂扩散试验属于（　　）

（四）问答题

1. 人工自动免疫和人工被动免疫有什么区别？
2. 叙述预防接种的注意事项？
3. 试述抗原抗体反应的影响因素。

四、参考答案

（一）名词解释

1. 凝集反应是指颗粒性抗原（如细菌、细胞等）与相应的抗体结合后形成肉眼可见的凝集块的反应。

2. 疫苗是指人工主动免疫使用的生物制剂，具有与病原微生物相同或相似的抗原

性输入机体之后使之产生特异性免疫。常规疫苗包括细菌性制剂、病毒性制剂及类毒素。

3. 类毒素是指细菌的外毒素经0.3%～0.4%甲醛处理后失去毒性保留其抗原性的生物制品。

4. 生物制品是用于疾病的诊断、治疗和预防的各种微生物抗原、免疫血清、细胞制剂等的统称。

（二）填空题

1. 抗原　抗体
2. 白喉类毒素　人工自动
3. 外毒素　治疗　紧急预防
4. 少　小　好　保存
5. 破伤风类毒素
6. 颗粒性　抗体　电解质　凝集
7. 异硫氰酸　罗丹明
8. 辣根过氧化物酶　碱性磷酸酶
9. 人工自动　人工被动
10. 抗移植排斥　超敏反应性疾病　自身免疫性疾病
11. 恶性肿瘤　免疫缺陷　胞内寄生菌感染

（三）选择题

1. E　2. E　3. D　4. C　5. A　6. C　7. D　8. E　9. E　10. B　11. C　12. A　13. B
14. D　15. C　16. B　17. A　18. E 19. B　20. A　21. E　22. B

（四）问答题

1. 人工自动免疫和人工被动免疫的区别见下表。

区别点	自动免疫	被动免疫
注入物质	抗原制剂	抗体制剂或细胞因子
免疫力出现时间	慢，1～4周	快，立即产生
免疫力维持时间	长（数月至数年）	较短（2周至数周）
用途	主要用于预防	主要用于紧急预防或治疗

2. （1）接种剂量、次数和间隔时间：死疫苗接种量大、接种次数多，为2～3次，每次间隔7～8天；类毒素接种2次，因吸收缓慢每次间隔4～6周；活疫苗接种量少、接种次数少，一般只接种一次。在接种时一定要注意接种的对象、接种时间、接种方法严格按照疫苗的说明书进行接种。

（2）接种途径：死疫苗应皮下注射；活疫苗可皮内注射、皮上划痕或经自然感染途径接种如脊髓灰质炎疫苗以口服为佳，麻疹、流感、腮腺炎疫苗雾化吸入为好。

（3）接种后反应：通常表现为局部红肿、疼痛、淋巴结肿大。有些人可出现发热、头痛、恶心等症状一般无需处理数天后可恢复正常。

（4）禁忌证：①免疫功能缺陷特别是细胞免疫功能低下者；②高热、严重心血管疾病、肝肾病、活动性结核、活动性风湿热、急性传染病、甲亢、严重高血压、糖尿病及正在应用免疫抑制剂者；③妊娠期及月经期；④湿疹及其他严重皮肤病者不宜做皮肤划痕法接种。

3.（1）电解质：抗原与抗体结合后要出现肉眼可见的反应必须有电解质参与，试验中常用0.85% NaCl 溶液作为稀释液以提供适当浓度的电解质。在电解质存在时抗原抗体复合物之间进一步联合出现肉眼可见的凝集现象。

（2）温度：在一定的范围内温度升高可增加抗原与抗体分子碰撞结合的机会，加速可见反应的出现，但超过 56℃ 蛋白质则会变性，37℃ 通常是抗原抗体反应的最适温度。

（3）酸碱度：抗原抗体反应的最适 pH 在 6 ~ 8 之间。pH 过高或过低都会影响抗原抗体分子的理化性质，从而导致反应的不发生或出现非特异性凝集。

（朱凤林）

第二篇 医学微生物学

第十章 细菌的形态与结构

一、大纲要求

1. 掌握细菌的大小、形态和基本结构，细菌的特殊结构及其意义。
2. 熟悉革兰阳性菌和革兰阴性菌细胞壁的特点。
3. 了解细菌形态检查法。

二、知识要点

1. 细菌的大小和形态
   - 体积微小，以微米为测量单位
   - 形态：球形、杆形、螺形

2. 细菌的结构
   - 基本结构
     - 细胞壁
       - 革兰阳性菌
         - 肽聚糖：含量多，三维立体结构
         - 磷壁酸：具有黏附功能，免疫原性强
       - 革兰阴性菌
         - 肽聚糖：含量少，二维平面结构
         - 外膜：脂蛋白、脂质双层、脂多糖
     - 细胞膜
     - 细胞质
     - 核质：由一条双链环状的 DNA 分子反复回旋盘绕而成
   - 特殊结构
     - 荚膜
       - 是某些细菌细胞壁外的一层黏液性物质
       - 构成细菌的致病力：抗吞噬作用，黏附作用
       - 具有特异性抗原，可帮助鉴别细菌和作为分型的依据
     - 鞭毛
       - 是某些细菌菌体表面附着的细长呈波状弯曲的丝状物
       - 鞭毛具有特异性抗原，可用于细菌分类和鉴别细菌
       - 是细菌的运动器官，可作为鉴定细菌的依据
     - 菌毛
       - 是一种比鞭毛更细，更短而直的丝状物
       - 普通菌毛：具有黏附性，与细菌致病力有关
       - 性菌毛：传递遗传物质
     - 芽孢
       - 芽孢的大小、形态和位置等有助于细菌的鉴别
       - 抗力较强，进行消毒灭菌时，应以是否杀死芽孢作为判断灭菌效果的指标

3. 细菌形态检查法
   - 不染色标本检查法
   - 染色标本检查法
     - 革兰染色法
       - 方法：结晶紫、碘液、乙醇、稀释复红
       - 意义：鉴别细菌、选择药物、与致病性有关
     - 抗酸染色法

三、复习思考题

（一）名词解释

1. 质粒 2. 荚膜 3. 鞭毛 4. 菌毛 5. 芽孢

（二）填空

1. 测量细菌大小的单位是________。
2. 细菌的基本形态有________、________、________。
3. 细菌的基本结构由外向内依次为________、________、________、________。
4. 细菌的特殊结构有________、________、________、________。
5. G^+菌的细胞壁是由________和________组成，________是G^+菌细胞壁特有的成分。
6. G^-菌的细胞壁是由________、________、________和________等多种成分组成，其中________是细菌的内毒素。
7. 细菌体内的遗传物质有________和________两种，其中________不是细菌生命活动所必需的。

（三）选择题

A 型题

1. 细菌细胞壁的共有成分是（　　）
   A. 多糖 B. 肽聚糖 C. 脂蛋白 D. 脂类 E. 脂多糖
2. 用来测量细菌大小的单位是（　　）
   A. cm B. mm C. μm D. nm E. pm
3. 下列哪种结构不是细菌的基本结构（　　）
   A. 细胞壁 B. 细胞膜 C. 细胞质 D. 核质 E. 质粒
4. G^-菌细胞壁内不具有的成分是（　　）
   A. 肽聚糖 B. 磷壁酸 C. 脂蛋白 D. 脂多糖 E. 外膜
5. 维持细菌固有形态的结构是（　　）
   A. 细胞壁 B. 细胞膜 C. 荚膜 D. 芽孢 E. 细胞质
6. 溶菌酶对G^+菌的作用是（　　）
   A. 破坏磷壁酸 B. 裂解肽聚糖的聚糖骨架 C. 损伤细胞膜
   D. 抑制菌体蛋白的合成 E. 干扰四肽侧链与五肽桥的连接
7. 青霉素的抗菌机制是（　　）
   A. 破坏磷壁酸 B. 裂解肽聚糖的聚糖骨架 C. 损伤细胞膜
   D. 抑制菌体蛋白的合成 E. 干扰四肽侧链与五肽桥的连接
8. 关于细菌的核，错误的描述是（　　）
   A. 具有完整的核结构 B. 为双股 DNA
   C. 是细菌生命活动必需的遗传物质 D. 无核膜
   E. 无核仁
9. 对外界抵抗力最强的细菌结构是（　　）

A. 细胞壁　B. 荚膜　C. 芽孢　D. 核质　E. 细胞膜

10. 下列哪种结构与细菌的致病力无关（　）

A. 细胞壁　B. 荚膜　C. 鞭毛　D. 普通菌毛　E. 以上均不是

11. 细菌的特殊结构不包括（　）

A. 荚膜　B. 鞭毛　C. 菌毛　D. 质粒　E. 芽孢

12. G^-菌对青霉素、溶菌酶不敏感，其原因是（　）

A. 细胞壁含肽聚糖少，其外侧还有外膜层保护

B. 细胞壁含脂多糖较多

C. 细胞壁缺乏磷壁酸

D. 细胞壁含有脂类A

E. 以上均是

B型题

A. 荚膜　B. 鞭毛　C. 菌毛　D. 质粒　E. 芽孢

13. 对外界环境有很强抵抗力的是（　）

14. 对黏膜上皮细胞有很强黏附力，与致病性有关的是（　）

15. 与细菌运动有关的是（　）

16. 与细菌的耐药性有关的是（　）

（四）简答题

1. 简述G^+菌与G^-菌细胞壁的化学组成和区别。

2. 简述细菌的特殊结构及其意义。

四、参考答案

（一）名词解释

1. 质粒是细菌染色体外的遗传物质，为闭合环状的双链DNA分子。控制细菌的某些特定的遗传性状。

2. 荚膜是某些细菌细胞壁外的一层黏液性物质。

3. 鞭毛是某些细菌菌体表面附着的细长呈波状弯曲的丝状物。

4. 菌毛是某些细菌菌体表面的一种比鞭毛更细、更短而直的丝状物。

5. 芽孢是某些细菌在一定环境条件下，其细胞质脱水浓缩，在菌体内形成的圆形或椭圆形的小体。

（二）填空

1. 微米

2. 球形　杆形　螺形

3. 细胞壁　细胞膜　细胞质　核质

4. 荚膜　鞭毛　菌毛　芽孢

5. 肽聚糖　磷壁酸　磷壁酸

6. 肽聚糖　脂蛋白　脂质双层　脂多糖　脂多糖

7. 染色体　质粒　质粒

（三）选择题

1. B　2. C　3. E　4. B　5. A　6. B　7. E　8. A　9. C　10. E　11. D　12. A　13. E　14. C　15. B　16. D

（四）简答题

1. G^+菌的细胞壁由肽聚糖和穿插于其内的磷壁酸构成。G^+菌的肽聚糖是由聚糖骨架、四肽侧链和五肽交联桥三部分构成的三维立体框架结构，且含量多。溶菌酶能水解聚糖骨架中的糖苷键，青霉素可抑制四肽侧链和五肽交联桥之间的连接。G^-菌细胞壁由肽聚糖和外膜组成。G^-菌的肽聚糖是由聚糖骨架和四肽侧链两部分构成的疏松二维平面结构，且含量少。无磷壁酸，在肽聚糖的外侧有外膜结构，包括脂蛋白、脂质双层和脂多糖三部分。

2. 细菌荚膜具有抗吞噬、抗有害物质的损伤和黏附作用，构成细菌的致病力；荚膜具有特异性抗原，可帮助鉴别细菌和作为分型的依据。鞭毛是细菌的运动器官，可作为鉴定细菌的依据；鞭毛具有特异性抗原，可用于细菌分类和鉴别细菌。普通菌毛具有黏附性，与细菌致病力有关；性菌毛能传递遗传物质。芽孢的大小、形态和位置等因菌种而异，有助于细菌的鉴别；芽孢具有较强的抵抗力，进行消毒灭菌时，应以是否杀死芽孢作为判断灭菌效果的指标。

（孙凤娥）

第十一章　细菌的生理

一、大纲要求

1. 掌握细菌生长繁殖的条件、繁殖方式和速度，细菌的代谢产物及其在医学上的意义。

2. 熟悉细菌在培养基中的生长情况。

3. 了解培养基的种类及人工培养细菌的意义。

二、知识要点

1. 细菌的生长繁殖
- 条件
  - 营养物质：主要有水、碳源、氮源、无机盐和生长因子
  - 酸碱度：大多数病原菌的最适 pH 为 7.2 ~ 7.6
  - 温度：大多数病原菌的最适生长温度为 37℃
  - 气体：主要是 O_2 和 CO_2。按细菌对氧的需求可将其分为四种类型（专性需氧菌、微需氧菌、兼性厌氧菌、专性厌氧菌）
- 繁殖方式和速度
  - 以二分裂方式进行无性繁殖
  - 条件适宜时繁殖快，大多数细菌 20 ~ 30min 分裂一次
  - 生长曲线：迟缓期、对数期、稳定器、衰亡期

- 2. 细菌的人工培养
  - 培养基
    - 根据物理性状不同分为：液体、固体、半固体培养基
    - 根据其性质和用途可分为：基础培养基、营养培养基、选择培养基、鉴别培养基、厌氧培养基
  - 生长情况
    - 液体培养基：混浊、沉淀、菌膜
    - 半固体培养基：无鞭毛菌只沿穿刺线生长，有鞭毛菌向四周扩散生长使培养基出现混浊
    - 固体培养基：菌落、菌苔
  - 人工培养细菌的意义
    - 细菌的鉴定和研究
    - 细菌性疾病的诊断和治疗
    - 生物制品的制备
    - 细菌毒力分析及细菌学指标的检测
    - 工农业生产中的应用
    - 基因工程中的应用
- 3. 细菌的代谢产物及意义
  - 与致病有关：毒素和侵袭性酶类、热原质
  - 与治疗有关：抗生素、维生素
  - 与鉴别细菌有关：色素、细菌素、糖的分解产物、蛋白质的分解产物

三、复习思考题

（一）名词解释

1. 培养基　　2. 菌落　　3. 热原质　　4. 细菌素

（二）填空

1. 细菌的营养物质主要包括______、______、________、________、和________等。

2. 细菌生长繁殖的基本条件是________、________、________和________。

3. 大多数病原菌需要的最适 pH 为________，最适生长温度为________。而霍乱弧菌在 pH 为________时生长最好，结核分枝杆菌生长的最适 pH 为________。

4. 细菌生长繁殖时需要的气体主要是________和________，根据细菌对________的需要情况将细菌分为________、________、________和________四类。

5. 细菌的繁殖方式是________。绝大多数细菌繁殖一代需要的时间为________，而结核分枝杆菌繁殖一代的时间为________。

6. 根据培养基的物理性状的不同，可把培养基分为________、________和________三大类；根据培养基营养组成和用途不同，可将其分为________、________、________、________和________。

7. 细菌在液体培养基中生长可出现________、________和________三种生长现象。

8. 半固体培养基常用于检查细菌的________。有鞭毛的细菌经穿刺接种于半固体培养基中________生长，而无鞭毛的细菌________生长。

（三）选择题

A 型题

1. 下列哪项不是细菌生长繁殖的基本条件（　　）

　A. 充足的营养　　B. 合适的酸碱度　　C. 适宜的温度

D. 必需的气体　　E. 充足的光线

2. 观察细菌动力最常使用的培养基是（　　）

A. 液体培养基　　B. 半固体培养基　　C. 血琼脂平板培养基

D. 巧克力色琼脂平板培养基　　E. 厌氧培养基

3. 细菌生长繁殖的方式是（　　）

A. 有性繁殖　　B. 二分裂法　　C. 形成孢子　　D. 有丝分裂　　E. 复制

4. 多数细菌繁殖一代所需的时间（代时）为（　　）

A. 10～20min　　B. 20～30min　　C. 30～40min　　D. 1h　　E. 2h

5. 研究细菌的生物学性状最好选用哪个生长期的细菌（　　）

A. 迟缓期　　B. 对数期　　C. 稳定期　　D. 衰亡期　　E. 以上都不是

6. 下列哪种物质不是细菌合成代谢产物（　　）

A. 内毒素　　B. 外毒素　　C. 抗生素　　D. 抗毒素　　E. 细菌素

7. 关于热原质的叙述，下列哪种是错误的（　　）

A. 多由革兰阴性菌产生，是细胞壁中的脂多糖

B. 可被高压蒸汽灭菌法破坏

C. 吸附剂和特殊石棉滤板可除去液体中的大部分热原质

D. 注入人体或动物体内可引起发热反应

E. 蒸馏法除去热原质效果最好

8. 大多数有致病作用的细菌是（　　）

A. 专性厌氧菌　　B. 专性需氧菌　　C. 微需氧菌

D. 兼性厌氧菌　　E. 以上均不是

9. 硫化氢试验是检测何种物质的代谢产物（　　）

A. 含硫氨基酸　　B. 葡萄糖　　C. 色氨酸　　D. 尿素　　E. 乳糖

10. 属于细菌分解性代谢产物的是（　　）

A. 热原质　　B. 硫化氢　　C. 外毒素　　D. 维生素　　E. 抗生素

B 型题

A. 基础培养基　　B. 选择培养基　　C. 鉴别培养基

D. 增菌培养基　　E. 厌氧培养基

11. 含有细菌所需的基本营养成分，可供大多数细菌生长的培养基（　　）

12. 用于培养和区分不同细菌种类的培养基（　　）

13. 能抑制某些细菌生长而有利于另一些细菌生长的培养基（　　）

14. 专供厌氧菌的分离、培养和鉴别用的培养基（　　）

（四）简答题

1. 简述细菌生长繁殖的条件。

2. 细菌的合成代谢产物有哪些？在医学上有何意义？

四、参考答案

（一）名词解释

1. 培养基是人工配制的适合微生物生长繁殖的营养基质。

2. 菌落是细菌在固体培养基上生长时，由单个细菌繁殖形成的肉眼可见的细菌集团。

3. 热原质是由大多数革兰阴性菌和少数革兰阳性菌合成的，极微量注入人体或动物体内即可引起发热反应的物质。

4. 细菌素是某些细菌产生的仅对近缘菌株有抗菌作用的蛋白质。其作用范围窄，多用于细菌分型和流行病学调查。

（二）填空

1. 水　碳源　氮源　无机盐　生长因子

2. 充足的营养物质　适宜的酸碱度　适宜的温度　一定的气体环境

3. 7.2～7.6　37℃　8.4～9.2　6.5～6.8

4. 氧　二氧化碳　氧　专性需氧菌　微需氧菌　专性厌氧菌　兼性厌氧菌

5. 二分裂　20～30min　18～20h

6. 液体培养基　固体培养基　半固体培养基　基础培养基　营养培养基　选择培养基　鉴别培养基　厌氧培养基

7. 混浊　沉淀　菌膜

8. 动力　沿穿刺线向四周扩散　只沿穿刺线

（三）选择题

1. E　2. B　3. B　4. B　5. B　6. D　7. B　8. D　9. A　10. B　11. A　12. C
13. B　14. E

（四）简答题

1. 细菌生长繁殖的条件　① 营养物质：主要有水、碳源、氮源、无机盐和生长因子；②酸碱度：大多数病原菌的最适 pH 值为7.2～7.6；③温度：大多病原菌的最适生长温度为37℃；④气体：主要是 O_2 和 CO_2。按细菌对氧的需求可将其分为四种类型：专性需氧菌、微需氧菌、兼性厌氧菌、专性厌氧菌。

2. 与致病有关的细菌合成代谢产物有热原质、毒素与侵袭性酶；与治疗疾病有关的有抗生素、维生素；与鉴别细菌有关的有色素、细菌素。

（孙凤娥）

第十二章　细菌的分布和消毒灭菌

一、大纲要求

1. 掌握消毒、灭菌、无菌和无菌操作的概念，正常菌群的概念及意义，
2. 熟悉常用热力灭菌法的种类和应用范围，紫外线杀菌法的原理及用途。
3. 了解细菌在自然界的分布，常用化学消毒剂的种类和用途。

二、知识要点

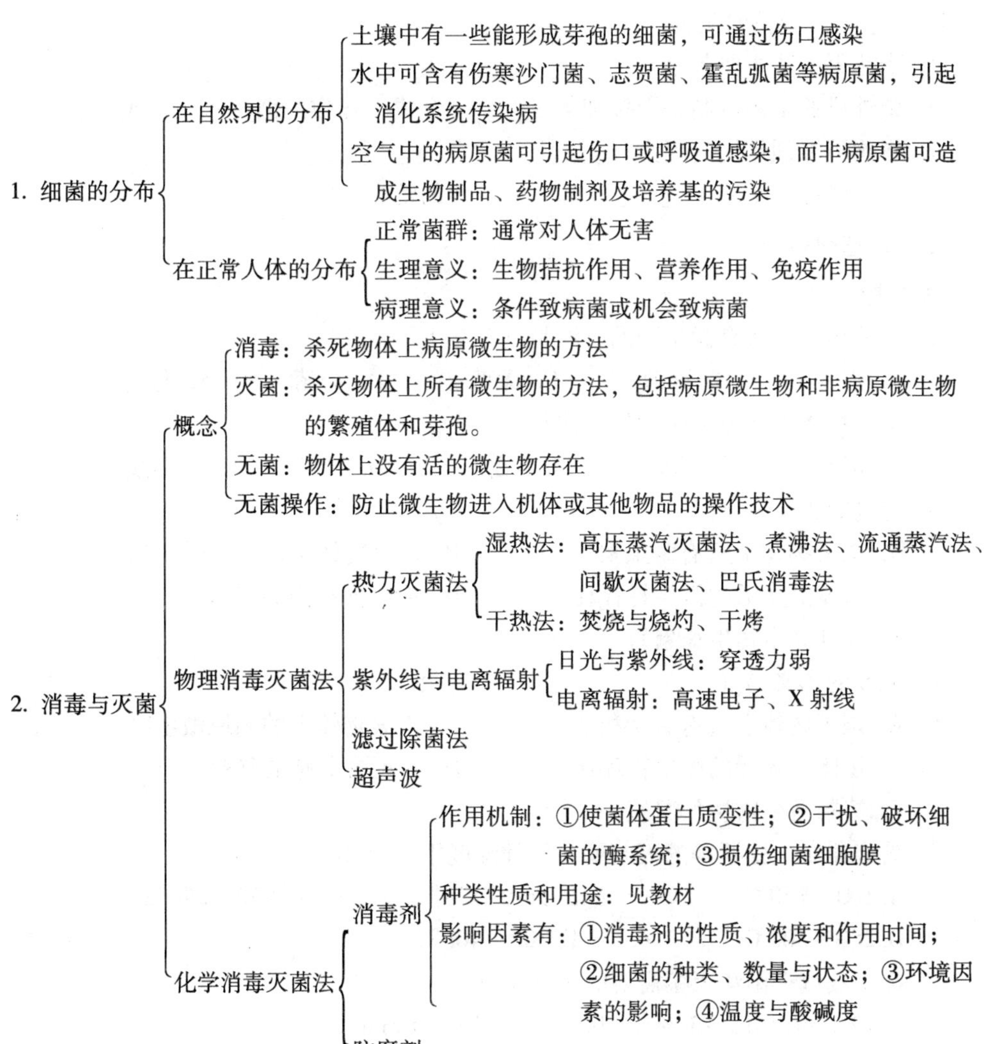

三、复习思考题

（一）名词解释

1. 正常菌群 2. 条件致病菌 3. 消毒 4. 灭菌 5. 无菌操作

（二）填空

1. 正常菌群的生理意义有________、________、________。
2. 正常菌群在________、________和________条件下可引起机会性感染。
3. 常用的湿热消毒灭菌法有________、________、________、________、________。
4. 高压蒸汽灭菌法是最常用、最有效的灭菌方法，通常在________压力下，温度达到________，维持时间为________。
5. 干热灭菌法主要包括________、________、________。
6. 紫外线的杀菌机制是干扰细菌________合成，导致细菌________或________。
7. 影响消毒剂作用的因素有________、________、________、________。
8. 巴氏消毒法常用于________和________的消毒。

（三）选择题

A 型题

1. 杀灭物体上所有微生物的方法是（　　）
   A. 消毒　B. 灭菌　C. 无菌　D. 抑菌　E. 防腐
2. 杀灭物体上病原微生物的方法是（　　）
   A. 消毒　B. 灭菌　C. 无菌　D. 抑菌　E. 防腐
3. 防腐的含义是（　　）
   A. 杀灭物体上所有微生物　B. 杀灭物体上的病原微生物
   C. 物体上无活的微生物存在　D. 杀死含芽孢的细菌
   E. 抑制微生物生长繁殖
4. 无菌的含义是（　　）
   A. 杀灭物体上所有微生物　B. 杀灭物体上的病原微生物
   C. 物体上无活的微生物存在　D. 杀死含芽孢的细菌
   E. 抑制微生物生长繁殖
5. 玻璃器皿、瓷器等的灭菌要在何种温度下干烤 2h（　　）
   A. 100 ~ 150℃　B. 160 ~ 170℃　C. 170 ~ 250℃
   D. 250 ~ 300℃　E. 300 ~ 400℃
6. 高压蒸汽灭菌法灭菌需要的条件是（　　）
   A. 121. 3℃，15 ~ 30min　B. 100℃，15 ~ 20min
   C. 120℃，10min　D. 121. 3℃，10min　E. 100℃，20min
7. 用于耐高温、耐湿等物品的最佳灭菌方法是（　　）
   A. 高压蒸汽灭菌法　B. 煮沸法　C. 间歇蒸汽灭菌法
   D. 流动蒸汽灭菌法　E. 巴氏消毒法
8. 适用于物体表面和空气消毒的方法是（　　）

A. 干热灭菌法　B. 湿热灭菌法　C. 紫外线
D. 电离辐射　E. 超声波杀菌法

9. 紫外线杀菌的最佳波长是（　）
A. 200～300nm　B. 265～266nm　C. 300～365nm
D. 350～400nm　E. 400～500nm

10. 目前主要用于牛乳消毒的方法是（　）
A. 巴氏消毒法　B. 煮沸法　C. 流动蒸汽法
D. 间歇灭菌法　E. 高压蒸汽灭菌法

11. 超声波杀菌主要用于（　）
A. 空气消毒　B. 物体表面消毒　C. 玻璃器皿消毒
D. 提取细胞组分或制备抗原等　E. 病人排泄物的消毒

B 型题

A. 70% 乙醇　B. 1‰高锰酸钾　C. 1% 硝酸银
D. 10% 甲醛　E. 0.2～0.5 ppm 氯

12. 新生儿滴眼、预防淋病奈瑟菌感染可用（　）
13. 皮肤、尿道、蔬菜和水果等消毒可用（　）
14. 饮水及游泳池消毒可用（　）
15. 皮肤、体温计消毒可用（　）

（四）简答题

1. 正常菌群引起机会感染的特定条件有哪些？
2. 影响化学消毒剂作用效果的因素有哪些？

四、参考答案

（一）名词解释

1. 正常人体的体表及其与外界相通的腔道中，存在着不同种类和一定数量的微生物，这些微生物通常对人体无害，为人体的正常微生物群，通称正常菌群。

2. 正常菌群与宿主之间、正常菌群之间维持着良好的生态平衡。如果在某些条件下此平衡被打破，原来不致病的正常菌群中的细菌可使机体致病，该类细菌称为条件致病菌或机会致病菌。

3. 消毒是指杀死物体上病原微生物的方法。

4. 灭菌是指杀灭物体上所有微生物的方法，包括病原微生物和非病原微物的繁殖体与芽孢。

5. 无菌操作是指防止微生物进入机体或其他物品的操作技术。

（二）填空

1. 生物拮抗作用　营养作用　免疫作用
2. 机体免疫功能低下　寄居部位改变　不适当的抗菌药物治疗
3. 高压蒸汽灭菌法　煮沸法　流通蒸汽法　间歇灭菌法　巴氏消毒法
4. 103.4kPa　121.3℃　15～30min

5. 焚烧　烧灼　干烤

6. DNA　变异　死亡

7. 消毒剂的性质　浓度和作用时间；细菌的种类　数量与状态；环境中有机物的存在；温度和酸碱度

8. 牛奶　酒类

（三）选择题

1. B　2. A　3. E　4. C　5. B　6. A　7. A　8. C　9. B　10. A　11. D　12. C　13. B　14. E　15. A

（四）简答题

1. 正常菌群引起机会感染的特定条件有：机体免疫功能低下、寄居部位的改变、不适当的抗菌药物治疗。

2. 影响化学消毒剂作用效果的因素有：消毒剂的性质、浓度和作用时间；细菌的种类、数量与状态；环境中有机物的存在；温度和酸碱度。

（于春涛）

第十三章　细菌的遗传和变异

一、大纲要求

1. 熟悉转化、接合、转导、溶原性转换的概念。
2. 熟悉细菌的变异现象及医学上重要的几种质粒。
3. 了解噬菌体的生物学性状、噬菌体与宿主的关系，细菌变异的发生机制及实际应用。

二、知识要点

1. 细菌的变异现象
   - 形态与结构变异
   - 菌落变异
   - 毒力变异
   - 耐药性变异

2. 细菌遗传变异的物质基础
   - 细菌染色体：一条环状双螺旋 DNA 高度盘旋缠绕成丝团状，无核膜
   - 质粒
     - 基本特征
       - 具有自我复制能力
       - 其编码产物赋予细菌某些性状
       - 可以自行丢失或消除
       - 具有转移性
       - 可分为相容性与不相容性
     - 医学上重要的质粒：致育质粒（F 质粒）、耐药质粒（R 质粒）、细菌素质粒、毒力质粒（Vi 质粒）
   - 转位因子：插入序列、转座子
   - 噬菌体：毒性噬菌体、温和噬菌体

3. 细菌变异的发生机制
- 基因突变：点突变、染色体畸变
- 基因转移与重组：方式有转化、接合、转导、溶原性转换

4. 细菌变异的实际应用
- 在疾病诊断、治疗、预防中的应用
- 在检测致癌物质方面的应用
- 在基因工程方面的应用

三、复习思考题

（一）名词解释

1. 基因转移　2. 转化　3. 接合　4. 转导　5. 溶原性转换

（二）填空题

1. 细菌的变异现象主要包括________、________、________和________。

2. 卡介苗是用人工诱导的方法使________毒力减弱、但免疫原性保留的变异株，可用于人工特异性预防________。

3. 接合是细菌通过________相互连接沟通，将________从供体菌传递给受体菌。

4. 细菌的基因转移和重组的方式主要有________、______、______和______等。

（三）选择题

A 型题

1. H－O 变异是指（　　）
   A. 失去毒力的变异　B. 失去荚膜的变异　C. 失去鞭毛的变异
   D. 失去芽孢的变异　E. 失去细胞壁的变异

2. S－R 变异是指（　　）
   A. 毒力变异　B. 鞭毛变异　C. 芽孢变异
   D. 菌落变异　E. 抗原变异

3. BCG 是有毒牛型结核分枝杆菌经哪种变异形成的（　　）
   A. 形态变异　B. 结构变异　C. 毒力变异
   D. 耐药性变异　E. 菌落变异

4. 编码性菌毛的质粒是（　　）
   A. F 质粒　B. R 质粒　C. Vi 质粒　D. Col 质粒　E. K 质粒

5. 编码耐药性的质粒是（　　）
   A. F 质粒　B. R 质粒　C. Vi 质粒　D. Col 质粒　E. K 质粒

6. 编码大肠埃希菌产生大肠菌素的质粒是（　　）
   A. F 质粒　B. R 质粒　C. Vi 质粒　D. Col 质粒　E. K 质粒

7. 编码与细菌致病性有关的质粒是（　　）
   A. F 质粒　B. R 质粒　C. Vi 质粒　D. Col 质粒　E. K 质粒

8. 关于质粒的叙述，下列哪项是错误的（　　）
   A. 是细菌染色体外的遗传物质　B. 能在胞浆中自行复制
   C. 可自行丢失与消除　D. 是细菌生命活动所必需的结构
   E. 可在细菌间转移

9. 前噬菌体是指（　　）

A. 毒性噬菌体　B. 温和噬菌体　C. 毒性噬菌体的基因组

D. 温和噬菌体的基因组　E. 整合于宿主菌染色体中的噬菌体基因组

10. 有尾噬菌体吸附敏感菌的结构是（　　）

A. 尾领　B. 尾鞘　C. 尾髓、尾鞘　D. 尾板　E. 尾丝、尾刺

11. 下列哪种不是细菌基因转移与重组的方式（　　）

A. 转化　B. 溶原性转换　C. 转导　D. 接合　E. 整合

（四）简答题

1. 试述质粒 DNA 的特征。

2. 试述细菌变异的实际意义。

四、参考答案

（一）名词解释

1. 基因转移是遗传物质由供体菌转入受体菌细胞内的过程。

2. 转化是受体菌直接从周围摄取供体菌游离的 DNA 片段，与自身基因重组后获得新遗传性状的过程。

3. 接合是指遗传物质（如质粒）通过性菌毛由供体菌传递给受体菌，使受体菌遗传性状发生改变的过程。

4. 转导是以温和噬菌体为载体，将供体菌的一段 DNA 转移到受体菌内，使受体菌获得新性状的过程。

5. 溶原性转换是当噬菌体感染细菌时，宿主菌染色体中获得了噬菌体的 DNA 片段，使其成为溶原状态时而使细菌获得新的性状。

（二）填空题

1. 形态结构变异　菌落变异　毒力变异　耐药性变异

2. 牛型结核分枝杆菌　结核病

3. 性菌毛　遗传物质

4. 转化　接合　转导　溶原性转换

（三）选择题

1. C　2. D　3. C　4. A　5. B　6. D　7. C　8. D　9. E　10. E　11. E　12. D

（四）简答题

1. 质粒 DNA 的特征有：①质粒具有自我复制能力；②质粒 DNA 编码的基因产物可决定细菌的某些性状特征；③可自行丢失与消除，但细菌仍存活；④具有转移性，可通过接合、转导和转化等方式在细菌间转移；⑤可分为相容性和不相容性两种。

2. 细菌变异的实际意义：①可用于疾病的诊断和防治；②可应用于某些致癌物质的测定；③在基因工程方面的应用也相当广泛。

（于春涛）

第十四章　细菌的感染和免疫

一、大纲要求

1. 掌握细菌外毒素和内毒素的特性、全身感染的几种情况。
2. 熟悉细菌的致病因素、非特异性免疫和特异性免疫的组成及其功能。
3. 了解细菌感染的种类与类型。

二、知识要点

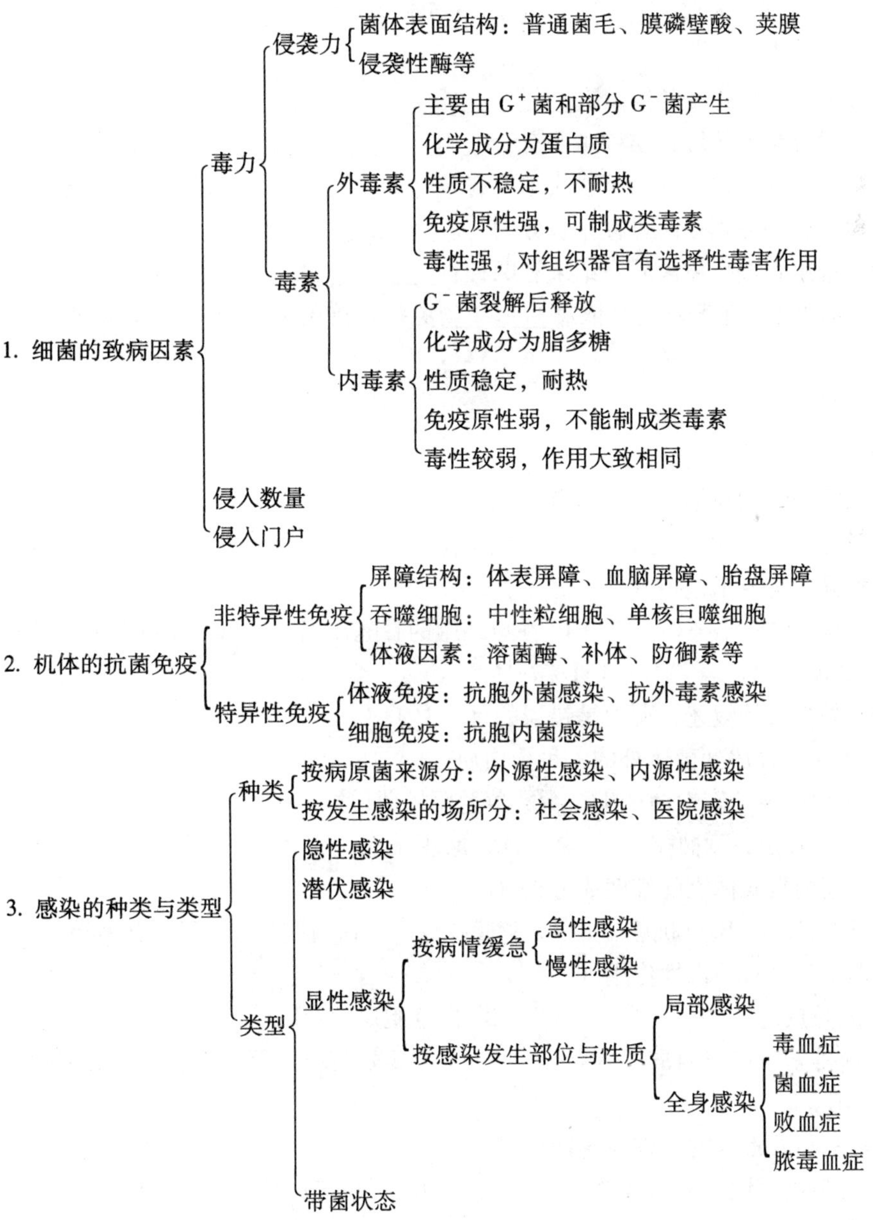

三、复习思考题

（一）名词解释

1. 类毒素　2. 毒血症　3. 败血症　4. 非特异性免疫

（二）填空题

1. 显性感染在临床上，按病情缓急不同分为________和________，按感染的部位不同分为________和________。

2. 病原菌侵入机体能否致病与________、________和________等密切相关。

3. 构成细菌毒力的物质是________和________。

4. 根据外毒素的种类和作用机制不同，可分为________、________和________三大类。

5. 构成非特异性免疫的因素有________、________、________。

6. 非特异性免疫的屏障结构主要有________、________、________。

7. 正常体液和组织中的杀菌物质主要有________、________和________等。

8. 吞噬细胞的吞噬杀菌过程一般分为________、________和________三个阶段。

9. 吞噬细胞吞噬病原菌后，结果有两种：________和________。

10. 机体抗胞外菌感染主要依靠________免疫，抗胞内菌感染主要依靠________免疫。

（三）选择题

A 型题

1. 下列哪种结构与细菌侵袭力有关（　　）
   A. 芽孢　B. 荚膜　C. 细胞壁　D. 中介体　E. 核糖体

2. 非特异性免疫不包括（　　）
   A. 屏障结构　B. 吞噬细胞的吞噬作用　C. 体液中的杀菌物质
   D. 抗体　E. 补体

3. 关于外毒素的叙述，哪项是错误的（　　）
   A. 由活菌释放到菌体外的一种蛋白质
   B. 主要由革兰阳性菌产生，少数革兰阴性菌也能产生
   C. 性质稳定，耐热　D. 毒性强　E. 免疫原性强

4. 能引起内毒素休克的细菌成分是（　　）
   A. H 抗原　B. O 抗原　C. 荚膜抗原　D. 脂多糖　E. 肽聚糖

5. 内毒素不具有的毒性作用（　　）
   A. 发热反应　B. 白细胞反应
   C. 内毒素血症与内毒素休克　D. 对组织器官有选择性，引起特殊症状
   E. DIC

6. 类毒素与外毒素的区别在于前者（　　）
   A. 有免疫原性，但无毒性　B. 无免疫原性，但有毒性
   C. 无免疫性，也无毒性　D. 有免疫性，也有毒性

E. 仅有半抗原性，但无毒性

7. 关于内毒素的特性，错误的是（　　）

A. 主要由革兰阴性菌产生　B. 化学成分为脂多糖

C. 性质较稳定，耐热　D. 免疫原性强，可刺激机体产生抗毒素

E. 毒性作用相似，对组织器官无选择作用

B 型题

A. 细菌毒力　B. 细菌侵入数量　C. 细菌的侵袭力

D. 细菌的毒素　E. 细菌的免疫原性

8. 细菌能否引起疾病主要取决于（　　）

9. 细菌能否在体内定植、繁殖和扩散主要取决于（　　）

10. 细菌能否引起特殊临床表现主要取决于（　　）

11. 致病菌对机体有益的作用体现在（　　）

（四）简答题

1. 试比较细菌内毒素和外毒素的特点。

2. 简述致病菌感染人体后，临床常见的几种全身中毒症状。

四、参考答案

（一）名词解释

1. 外毒素经0.3%甲醛作用后，失去毒性，保留免疫原性，成为类毒素。类毒素能刺激机体产生抗毒素抗体，可用于预防接种。

2. 毒血症是病原菌侵入机体后，只在机体局部生长繁殖，不进入血流，但其产生的外毒素入血，到达易感的组织细胞，引起特殊的中毒症状。

3. 败血症是病原菌侵入血流后，在其中大量繁殖并产生毒性产物，造成机体严重损害，出现全身中毒症状。

4. 非特异性免疫是人类在长期的种系发育和进化过程中逐渐建立起来的一系列天然防御机能。具有与生俱有，作用迅速、广泛，没有免疫记忆性的特点。

（二）填空

1. 急性感染　慢性感染　局部感染　全身感染

2. 毒力　数量　侵入门户

3. 侵袭力　毒素

4. 神经毒素　细胞毒素　肠毒素

5. 屏障结构　吞噬细胞　体液因素

6. 体表屏障　血脑屏障　胎盘屏障

7. 补体　溶菌酶　防御素

8. 接触　吞入　杀灭

9. 完全吞噬　不完全吞噬

10. 体液　细胞

（三）选择题

1. B 2. D 3. C 4. D 5. D 6. A 7. D 8. A 9. C 10. D 11. E

（四）简答题

1. 细菌内、外毒素的不同点见下表。

区别要点	外毒素	内毒素
来源	革兰阳性菌与部分革兰阴性菌	革兰阴性菌
存在部分	由活菌分泌，少数由细菌崩解后释出	细胞壁组分，菌体裂解后释出
化学成分	蛋白质	脂多糖
稳定性	不稳定，60℃以上迅速被破坏	稳定，160℃、2～4h才被破坏
免疫原性	强，刺激机体产生高滴度抗毒素；甲醛处理可成为类毒素	较弱，刺激机体产生低滴度的抗体，保护作用弱；甲醛处理不能成为类毒素
毒性作用	强，对组织器官有选择性毒害作用，引起特殊临床表现	较弱，各菌内毒素的作用大致相同，引起发热、白细胞变化、休克、DIC等

2. 致病菌感染人体后，临床可出现以下常见的几种全身中毒症状：毒血症、菌血症、败血症、脓毒血症。

（于春涛）

第十五章 球 菌

一、大纲要求

1. 掌握金黄色葡萄球菌、A族链球菌、肺炎链球菌的致病物质及所致疾病。

2. 熟悉脑膜炎球菌、淋球菌的主要致病物质和所致疾病，葡萄球菌和链球菌的分类。

3. 了解葡萄球菌、链球菌、肺炎链球菌、脑膜炎球菌和淋球菌的生物学性状、微生物学检查与防治原则。

二、知识要点

1. 葡萄球菌属
   - 生物学性状
     - 形态与染色：葡萄串状排列，革兰染色阳性
     - 培养特性：营养要求不高，形成光滑型有色菌落
     - 分类：金黄色葡萄球菌、表皮葡萄球菌、腐生葡萄球菌
     - 抵抗力：在无芽孢菌中抵抗力最强
   - 致病性
     - 致病物质：血浆凝固酶、葡萄球菌溶血素、杀白细胞素、肠毒素、表皮剥脱毒素、毒素休克综合征毒素等
     - 所致疾病：化脓性感染、食物中毒、假膜性肠炎、烫伤样皮肤综合征、毒素休克综合征
   - 微生物学检查：直接涂片革兰染色镜检、分离培养和鉴定、肠毒素检查
   - 防治原则：皮肤创伤及时消毒，治疗时根据药敏试验选择药物

2. 链球菌属
   - 生物学性状
     - 形态与染色：球形或卵圆形，链状排列，革兰染色阳性
     - 培养特性：营养要求较高，形成灰白色、细小菌落
     - 分类：甲型溶血性链球菌、乙型溶血性链球菌、丙型链球菌
     - 抵抗力：不强
   - 致病性
     - 致病物质：链球菌溶血素、致热外毒素、M 蛋白、透明质酸酶、链激酶、链道酶等
     - 所致疾病：化脓性感染、猩红热、超敏反应性疾病（急性肾小球肾炎、风湿热）
   - 微生物学检查：直接涂片革兰染色镜检、分离培养和鉴定、抗链 O 试验
   - 防治原则：对病人及带菌者及时治疗，首选青霉素

3. 肺炎链球菌
   - 生物学性状
     - 形态与染色：矛头状，成双排列，革兰染色阳性，有荚膜
     - 培养特性：营养要求较高，菌落与甲型溶血性链球菌相似
     - 抵抗力：较弱
   - 致病性
     - 致病物质：荚膜、溶血素 O 等
     - 所致疾病：大叶性肺炎、中耳炎、乳突炎、败血症、脑膜炎等
   - 微生物学检查：直接涂片染色镜检、分离培养和鉴定、动物试验
   - 防治原则：国外用荚膜多糖疫苗预防有较好效果，治疗用青霉素或林可霉素

4. 脑膜炎球菌
   - 生物学性状
     - 形态与染色：肾形，成双排列，革兰染色阴性
     - 培养特性：营养要求较高，常用巧克力血琼脂培养基，形成露滴状菌落
     - 抵抗力：弱，对干燥、热、寒冷等十分敏感
   - 致病性
     - 致病物质：菌毛、荚膜、内毒素
     - 所致疾病：流行性脑脊髓膜炎
   - 微生物学检查
     - 直接涂片革兰染色镜检：取脑脊液或出血斑点组织液
     - 分离培养和鉴定
     - 快速诊断法：用已知抗体快速检测可溶性抗原
   - 防治原则：儿童接种荚膜多糖疫苗预防，治疗用青霉素

5. 淋球菌
- 生物学性状
  - 形态与染色：肾形，成双排列，革兰染色阴性
  - 培养特性：营养要求较高，常用巧克力血琼脂培养基，形成灰白色菌落
  - 抵抗力：极弱，对干燥、热、寒冷极敏感
- 致病性
  - 致病物质：菌毛、外膜蛋白、内毒素
  - 所致疾病：淋病、新生儿淋菌性眼结膜炎
- 微生物学检查
  - 直接涂片革兰染色镜检：取泌尿生殖道脓性分泌物
  - 分离培养和鉴定
  - 快速诊断法：用已知抗体快速检测可溶性抗原
- 防治原则：宣传性病知识，防止不正当的两性关系，治疗首选青霉素 G；新生儿出生时用 1% 硝酸银滴眼

三、复习思考题

（一）名词解释

1. SPA　2. SLO　3. 假膜性肠炎　4. 血浆凝固酶

（二）填空题

1. 引起化脓性感染最常见的球菌是________。

2. SPA 的生物学活性是：可与人类________分子的________非特异性结合。

3. 根据色素、生化反应的不同可将葡萄球菌分为________葡萄球菌、________葡萄球菌和________葡萄球菌三种。

4. 链球菌的两种分类方法的依据分别是________和________。

5. A 群链球菌感染引起的疾病可分为________、________和________三类。

6. 肺炎球菌因产生________而使其菌落呈脐状，该物质可被________等物质激活，从而促进培养物中的菌体溶解。

7. 对人致病的奈瑟菌为________和________。

8. 脑膜炎球菌抵抗力________，对________、________、________等十分敏感。

9. 脑膜炎球菌的致病物质有________、________及________。

10. “脓漏眼”是由________感染所致。用________滴眼，可预防新生儿脓漏眼（淋菌性眼炎）。

（三）选择题

A 型题

1. 常见的革兰阳性病原性球菌有（　）

A. 金黄色葡萄球菌　B. 表皮葡萄球菌　C. 丙型链球菌　D. 脑膜炎球菌　E. 淋球菌

2. 青霉素产生耐药性的最常见细菌是（　）

A. 链球菌　B. 脑膜炎球菌　C. 肺炎球菌　D. 金黄色葡萄球菌　E. 破伤风杆菌

3. 化脓性炎症，其脓汁黏稠、病灶局限，这是由于病原菌产生（　　）

A. 透明质酸酶　B. 血浆凝固酶
C. 耐热核酸酶　D. 链道酶　E. 葡激酶

4. 各型链球菌中，致病力最强的是（　　）
A. 甲型溶血性链球菌　B. 乙型溶血性链球菌
C. 丙型链球菌　D. 草绿色链球菌　E. B 群链球菌

5. 测定 SLO 抗体，可协助下列哪种疾病的诊断（　　）
A. 肠热症　B. 风湿热
C. 类风湿关节炎　D. 猩红热　E. Q 热

6. 能产生 SPA 的细菌是（　　）
A. 葡萄球菌　B. 乙型溶血性链球菌
C. 白喉杆菌　D. 百日咳杆菌　E. 肉毒梭菌

7. 金黄色葡萄球菌产生的毒素是（　　）
A. θ 毒素　B. 杀白细胞素
C. 细胞毒因子　D. 紫癜形成因子　E. 致热外毒素

8. 引起烫伤样皮肤综合征的微生物是（　　）
A. 钩端螺旋体　B. 衣原体
C. 产气荚膜杆菌　D. 炭疽杆菌　E. 金黄色葡萄球菌

9. 可增强链球菌扩散能力的致病物质是（　　）
A. 链球菌 DNA 酶　B. 红疹毒素　C. M 蛋白
D. 多糖抗原　E. 透明质酸荚膜

10. 根据抗原结构可将链球菌分为 20 群，对人致病的链球菌菌株 90% 属于（　　）
A. A 群　B. B 群　C. C 群　D. D 群　E. E 群

11. 亚急性心内膜炎常见的病原体是（　　）
A. 立克次体　B. 衣原体　C. 金黄色葡萄球菌
D. 甲型溶血性链球菌　E. 乙型溶血性链球菌

12. 菊糖发酵试验可用来鉴别（　　）
A. 炭疽杆菌和枯草杆菌　B. 布氏杆菌和霍乱弧菌
C. 伤寒杆菌和副伤寒杆菌　D. 百日咳杆菌和流感杆菌
E. 肺炎球菌和甲型溶血性链球菌

13. 能产生自溶酶的细菌是（　　）
A. 铜绿假单胞菌　B. 变形杆菌
C. 痢疾杆菌　D. 脑膜炎球菌　E. 霍乱弧菌

14. 流行期间，预防儿童脑膜炎球菌感染可口服（　　）
A. 氯霉素　B. 磺胺药　C. 链霉素　D. 庆大霉素　E. 克林霉素

15. 培养脑膜炎球菌常用的培养基是（　　）
A. 罗氏培养基　B. 柯氏培养基
C. 巧克力制成的培养基　D. 沙保培养基　E. 巧克力（色）血平板

16. 关于脑膜炎球菌的感染，错误的（　　）

A. 主要经飞沫传染　B. 引起菌血症　C. 6个月内婴儿易感
D. 主要是内毒素致病　E. 感染可用磺胺类药物预防

17. 对低温敏感的细菌是（　　）
A. 肺炎球菌　B. 伤寒杆菌　C. 破伤风杆菌
D. 脑膜炎球菌　E. 链球菌

18. 以下叙述正确的是（　　）
A. 人是淋球菌惟一宿主　B. 淋球菌为 G^+ 菌
C. 淋球菌感染主要经呼吸道传播　D. 淋球菌可产生自溶酶
E. 有毒株无菌毛

19. 金黄色葡萄球菌一般不引起（　　）
A. 败血症　B. 毛囊炎　C. 食物中毒
D. 假膜性肠炎　E. 风湿热

20. 下列无芽孢的细菌中，抵抗力最强的是（　　）
A. 乙型溶血性链球菌　B. 金黄色葡萄球菌　C. 淋球菌
D. 肺炎球菌　E. 脑膜炎球菌

21. 肺炎球菌的主要致病物质是（　　）
A. 透明质酸酶　B. 溶血毒素　C. 普通菌毛
D. 荚膜　E. 外毒素

（四）简答题

1. 简述葡萄球菌的分类及意义。
2. 简述金黄色葡萄球菌的致病物质及所致疾病。
3. 简述链球菌的分类依据及意义。
4. 简述A群链球菌的致病物质与所致疾病类型。

四、参考答案

（一）名词解释

1. SPA是葡萄球菌细胞壁的一种表面蛋白（单链多肽），能与人及某些哺乳类动物的IgG分子的Fc段发生非特异性结合，SPA与IgG结合后的复合物具有抗吞噬、促细胞分裂、致超敏反应和损伤血小板等活性。

2. SLO是含有－SH的蛋白质，具有免疫原性，对 O_2 敏感，遇 O_2 时，－SH基被氧化为－SS－基而失去溶血活性，若加入还原剂，溶血作用可以逆转。主要对红细胞、中性粒细胞有破坏作用。可刺激机体产生SLO抗体。

3. 假膜状肠炎是指长期使用广谱抗生素后，肠道内正常菌群被抑制或杀灭，耐药的葡萄球菌、艰难梭菌等趁机繁殖并产生毒素，引起以腹泻为主的临床症状，其本质是菌群失调性肠炎。

4. 血浆凝固酶是使含有抗凝剂的人或兔血浆发生凝固的酶类物质，葡萄球菌致病菌株大多数能产生此酶，是鉴别葡萄球菌有无致病性的重要指标。

（二）填空

1. 葡萄球菌

2. IgG　Fc段

3. 金黄色　表皮　腐生

4. 溶血现象　抗原结构

5. 化脓性感染　中毒性疾病　超敏反应性疾病

6. 自溶酶　胆汁或胆盐

7. 脑膜炎球菌　淋球菌

8. 很弱　干燥　热　寒冷

9. 菌毛　荚膜　内毒素

10. 淋球菌　1% $AgNO_3$

（三）选择题

1. A　2. D　3. B　4. B　5. B　6. A　7. B　8. E　9. A　10. A　11. D　12. E
13. D　14. B　15. E　16. C　17. D　18. A　19. E　20. B　21. D

（四）简答题

1. 根据色素和生化反应不同分为金黄色葡萄球菌、表皮葡萄球菌和腐生葡萄球菌三种。其中金黄色葡萄球菌多为致病菌，表皮葡萄球菌偶可致病，腐生葡萄球菌一般不致病。

2. 致病物质主要有血浆凝固酶、葡萄球菌溶血素、杀白细胞素、肠毒素、表皮剥脱毒素和毒素休克综合征毒素等。所致疾病包括化脓性感染和毒素性疾病。化脓性感染有局部感染和全身感染，如：疖、伤口化脓、肺炎、中耳炎、败血症等。毒素性疾病有食物中毒、假膜性肠炎、烫伤样皮肤综合征、毒素休克综合征。

3. 根据溶血现象分为甲型溶血性链球菌、乙型溶血性链球菌和丙型链球菌。其中乙型溶血性链球菌致病力强，甲型溶血性链球菌多为条件致病菌，丙型链球菌一般不致病。根据多糖抗原不同分为20群，对人致病的90%属于A群。

4. 致病物质有：①菌体表面物质，如脂磷壁酸、M蛋白；②毒素，有链球菌溶血素、致热外毒素；③侵袭性酶类，有透明质酸酶、链激酶和链道酶等。所致疾病为化脓性感染、猩红热和超敏反应性疾病（急性肾小球肾炎、风湿热）。

（于春涛）

第十六章　肠道杆菌

一、大纲要求

1. 掌握埃希菌属、沙门菌属、志贺菌属的致病性和免疫性。

2. 熟悉肠道杆菌的共同特征。

3. 了解埃希菌属、沙门菌属和志贺菌属的生物学性状、微生物学检查和防治原则。

二、知识要点

1. 共同特征
   - 培养特性：营养要求不高，常用肠道鉴别培养基
   - 生化反应：活泼，利用乳糖发酵试验可初步鉴别肠道杆菌有无致病性
   - 抗原结构：复杂，有菌体抗原、鞭毛抗原、荚膜或包膜抗原等

2. 埃希菌属
   - 生物学性状
     - 形态与染色：多数有周鞭毛，致病菌有菌毛
     - 培养特性：在肠道鉴别培养基上形成有色菌落
     - 抵抗力：较其他肠道杆菌强
   - 致病性
     - 致病物质：菌毛、肠毒素
     - 所致疾病：肠道外感染（泌尿系统感染、败血症、新生儿脑膜炎），肠道感染（急性腹泻）
   - 微生物学检查：分离培养和鉴定，卫生细菌学检查

3. 志贺菌属
   - 生物学性状
     - 形态与染色：革兰染色阴性，无鞭毛，多数有菌毛
     - 培养特性：在肠道鉴别培养基上形成无色菌落
     - 分类：据O抗原和生化反应不同分为四群（痢疾志贺菌、福氏志贺菌、鲍氏志贺菌、宋内志贺菌）
     - 抵抗力：较其他肠道杆菌弱
   - 致病性
     - 致病物质：菌毛、内毒素、外毒素
     - 所致疾病：细菌性痢疾（急性菌痢、中毒性菌痢、慢性菌痢）
   - 微生物学检查：分离培养和鉴定，快速诊断

4. 沙门菌属
   - 生物学性状
     - 形态与染色：革兰染色阴性，多数有周鞭毛，多数有菌毛
     - 培养特性：在肠道鉴别培养基上形成无色菌落
     - 抗原结构：主要有O抗原和H抗原，少数菌株还有Vi抗原
     - 抵抗力：不强
   - 致病性与免疫性
     - 致病物质：侵袭力、内毒素、肠毒素
     - 所致疾病：肠热症、急性胃肠炎、败血症
     - 免疫性：肠热症以细胞免疫为主，病愈后免疫力牢固
   - 微生物学检查
     - 细菌分离和鉴定：肠热症患者在不同病程采取不同标本
     - 快速诊断
     - 血清学试验：肥达试验
   - 防治原则：口服减毒活疫苗预防，治疗肠热症首选氯霉素

三、复习思考题

（一）名词解释

1. 肥达试验　　2. 迁徙生长现象

（二）填空

1. 肠道杆菌是一群生物学性状近似的革兰染色________无芽孢杆菌，常寄居于人或动物的________内，可随________排出体外。

2. 大多数肠道杆菌是肠道________的成员，在特定条件下也可引起疾病，故也称________。

3. ________试验在初步鉴别肠杆菌科中致病菌和非致病菌有重要价值，一般非致

病菌能分解________，而致病菌多数________。

4. 肠道杆菌的抗原构造主要有________、________和荚膜抗原。

5. 痢疾杆菌引起的细菌性痢疾有________、________、和________三型。

6. 大肠杆菌某些血清型可引起人类腹泻，根据其致病机制不同，主要有五种类型，分别是________、________、________、________和________。

7. 志贺菌主要致病物质是________、________，有的菌株还产生________。

8. 人类沙门菌感染所致疾病主要有以下类型：________、________、________。

9. 伤寒带菌者的检出，可用血清学方法检测可疑者________效价。

10. 变形杆菌在固体培养基上有________现象。能迅速分解________，是该菌属的一个重要特征。

（三）选择题

A 型题

1. 关于肠杆菌科的论述，不正确的是（　　）
   A. 所有肠道杆菌都不形成芽孢
   B. 肠道杆菌均为 G^- 杆菌
   C. 肠道杆菌中致病菌一般可分解乳糖
   D. 肠道杆菌中非致病菌一般可分解乳糖
   E. 肠道杆菌中少数致病菌可迟缓分解乳糖

2. 大肠杆菌 IMViC 试验结果应是（　　）
   A. +、−、+、−　B. −、+、−、+　C. +、+、−、−
   D. −、−、+、+　E. +、−、−、−

3. 能产生外毒素的志贺菌是（　　）
   A. 痢疾志贺菌　B. 福氏志贺菌　C. 鲍氏志贺菌
   D. 宋氏志贺菌　E. 以上都不是

4. 伤寒杆菌 Vi 抗原变异属于（　　）
   A. 毒力变异　B. 耐药性变异　C. 菌落变异
   D. 形态变异　E. 对外界抵抗力变异

5. 与立克次体有共同抗原的肠道杆菌是（　　）
   A. 沙门菌的某些菌株　B. 志贺菌的某些菌株　C. 埃希菌的某些菌株
   D. 变形杆菌的某些菌株　E. 克雷伯菌的某些菌株

6. 机体抗伤寒的免疫主要依赖于（　　）
   A. 体液免疫　B. 补体的作用　C. 中性粒细胞的吞噬作用
   D. 抗生素的使用　E. 细胞免疫

7. 肠热症病人发病 1 周，检出伤寒沙门菌阳性率最高的方法是（　　）
   A. 尿培养　B. 血培养　C. 粪便培养
   D. 痰培养　E. 胆汁培养

8. 肠热症并发症之一是肠穿孔，其原因是（　　）
   A. 细菌的直接作用　B. 肠梗阻所致　C. 肠壁淋巴组织发生超敏反应
   D. 毒素的直接作用　E. 胃酸过多所致

9. 下列细菌中，无动力的菌属是（　　）

A. 沙门菌属　　B. 弧菌属　　C. 大肠埃希菌属

D. 变形杆菌属　　E. 志贺菌属

10. 关于志贺菌抗原结构与分类的叙述，下列哪项是错误的（　）

A. K 抗原无分类学意义

B. O 抗原是分类的依据

C. O 抗原有群特异性和型特异性两种

D. H 抗原是分类的指标之一

E. 志贺菌属可分为 4 群 40 多个血清型

11. 肠道杆菌的微生物学检查中，下列哪项无意义（　　）

A. 生化反应　　B. 血清学反应　　C. 细菌分离培养

D. 形态学检查　　E. 动力观察

（四）简答题

1. 简述沙门菌属的致病物质与致病类型？

2. 简述志贺菌属的致病物质及其作用机制。

四、参考答案

（一）名词解释

1. 肥达试验是用已知伤寒沙门菌 O 抗原和 H 抗原，以及甲型副伤寒沙门菌、肖沙门菌、希沙门菌的 H 抗原与受检血清做试管凝集试验，测定受检血清中有无相应抗体及其含量。协助诊断伤寒、副伤寒。

2. 变形杆菌在固体培养基上呈扩散性生长，形成以接种部位为中心的厚薄交替、同心圆型的波纹状菌苔，这种现象称为迁徙生长现象。

（二）填空

1. 阴性　肠道　粪便

2. 正常菌群　条件致病菌

3. 乳糖发酵　乳糖　不能分解乳糖

4. O 抗原　H 抗原

5. 急性菌痢　慢性菌痢　中毒性菌痢

6. 肠产毒型大肠埃希菌　肠致病型大肠埃希菌　肠侵袭型大肠埃希菌　肠出血型大肠埃希菌　肠凝聚型大肠埃希菌

7. 侵袭力　内毒素　外毒素

8. 肠热症　急性胃肠炎（食物中毒）　败血症

9. Vi 抗体

10. 迁徙生长　尿素

（三）选择题

1. C　2. C　3. A　4. A　5. D　6. E　7. B　8. C　9. E　10. D　11. D

（四）简答题

1. 沙门菌属的致病物质有内毒素，并有一定的侵袭力，个别菌产生外毒素。人类沙门菌感染有以下类型：肠热症（伤寒或副伤寒）、急性胃肠炎（食物中毒）、败血症。

2. 志贺菌属的致病物质有菌毛、内毒素和外毒素。

（1）菌毛：能黏附在回肠末端和结肠黏膜上皮细胞表面，继而穿入上皮细胞在黏膜固有层生长繁殖并形成感染灶，引起局部炎症反应。

（2）内毒素：志贺菌属所有菌株都产生内毒素。内毒素直接破坏肠黏膜，可形成炎症、溃疡、出血、呈现典型的脓血黏液便。内毒素还能作用于肠壁植物神经系统，使肠功能发生紊乱，肠蠕动失调和痉挛，尤其直肠括约肌痉挛明显，而出现腹痛、腹泻、里急后重等症状。内毒素使肠黏膜通透性增高，进一步促进对内毒素的吸收，形成内毒素血症，引起发热、神志障碍，甚至中毒性休克等。

（3）外毒素：A 群志贺菌Ⅰ型和Ⅱ型能产生外毒素，称为志贺毒素。具有肠毒性、细胞毒性和神经毒性等生物活性，引起水样腹泻、细胞坏死和神经麻痹等。

（于春涛）

第十七章　弧菌属与弯曲菌属

一、大纲要求

1. 掌握霍乱弧菌的生物学性状、致病物质和所致疾病。
2. 熟悉霍乱弧菌的微生物学检查方法、防治原则及幽门螺杆菌所致疾病。

二、知识要点

1. 霍乱弧菌
   - 生物学性状
     - 形态与染色：弧状或逗点状，革兰阴性，有单鞭毛
     - 培养特性：兼性厌氧，营养要求不高，耐碱不耐酸
   - 致病性与免疫性
     - 致病物质：鞭毛、菌毛、霍乱肠毒素
     - 所致疾病：霍乱，表现为剧烈腹泻及呕吐，严重失水，酸中毒，最终可因衰竭、休克而死亡
     - 免疫性：病后可获得牢固免疫力，再感染者少见
   - 微生物学检查
     - 直接涂片镜检：悬滴法检查呈鱼群状排列，运动活泼
     - 分离培养与鉴定：常用分离培养基为碱性琼脂平板
   - 防治原则：治疗霍乱的关键是及时补充液体和电解质，同时应用抗生素进行治疗

2. 副溶血性弧菌：形态、染色性与霍乱弧菌相似，但又可呈杆状和丝状等多种形态；在含 3.5% NaCl 的培养基中生长很好，故称嗜盐菌，是试验鉴别的一个指标；主要存在于海产品中，所致疾病是食物中毒。

3. 幽门螺杆菌：形态呈 S 形、弧形和海鸥状，具端鞭毛；生化反应特点是尿素酶阳性，产大量尿素酶与其致病性也有关；目前认为该菌与慢性胃炎及胃、十二指肠溃疡有密切关系。

三、复习思考题

（一）名词解释

霍乱肠毒素

（二）填空

1. 人是霍乱弧菌的________，主要通过污染的________或________经口传播。
2. 治疗霍乱的关键是________，并同时应用________进行治疗。
3. 幽门螺杆菌形态似________状，目前认为该菌与人类的________、________等疾病有关。

（三）选择题

A 型题

1. 关于霍乱弧菌的叙述，错误的是（　　）
   A. 菌体短小弯曲成弧形　　B. 革兰染色阴性
   C. 一端单鞭毛，运动活跃　　D. 营养要求高，在普通培养基不能生长
   E. 生长繁殖耐碱不耐酸
2. 霍乱弧菌最重要的致病物质是（　　）
   A. 菌毛　B. 鞭毛　C. 霍乱肠毒素　D. 内毒素　E. 荚膜
3. 目前认为引起霍乱的病原菌除了 O1 血清群外，另一重要的病原菌是（　　）
   A. O138 血清群　B. O139 血清群　C. O155 血清群
   D. O111 血清群　E. O157 血清群
4. 一男性患者，剧烈腹泻米泔水样便伴呕吐 1 天。无腹痛，无里急后重。查体，皮肤干燥，眼窝内陷。血压 80/60mmHg。初步诊断应首先进行下列何种检查（　　）
   A. 便常规　　B. 尿常规
   C. 取粪便标本立即进行直接悬滴检查　　D. 取耳血立即进行直接悬滴检查
   E. 碱性蛋白胨水接种

（四）简答题

简述霍乱弧菌的致病过程。

四、参考答案

（一）名词解释

霍乱肠毒素是霍乱弧菌的主要致病物质，为不耐热外毒素，能作用于腺苷酸环化酶，使 ATP 转化为 cAMP，促进肠黏膜细胞的分泌功能，导致肠液大量分泌，可引起严重的腹泻和呕吐。

（二）填空

1. 惟一易感者　水　食物
2. 及时补充液体和电解质　抗生素

3. 海鸥　慢性胃炎　胃及十二指肠溃疡

（三）选择题

1. D　2. C　3. B　4. C

（四）简答题

霍乱弧菌经口感染，到达小肠，靠鞭毛的运动穿过黏液层，靠菌毛等黏附于肠黏膜，迅速繁殖产生毒素。弧菌本身并不侵入肠上皮细胞，也不入血流，而是肠毒素作用于肠黏膜细胞，使其分泌功能增强，排出大量液体和电解质，导致剧烈的呕吐和腹泻。其结果是患者严重失水、电解质失调、外周循环衰竭和代谢性酸中毒等，最终可因肾衰、休克而死亡。

（刘玉霞）

第十八章　厌氧性细菌

一、大纲要求

1. 掌握破伤风梭菌的生物学性状、致病性、免疫性和防治原则。
2. 熟悉产气荚膜梭菌和肉毒梭菌的生物学性状、致病物质、所致疾病。

二、知识要点

1. 破伤风梭菌
   - 生物学性状
     - 形态与染色：革兰阳性细长杆菌，芽孢鼓槌状，有周鞭毛
     - 培养特性：专性厌氧，营养要求不高，菌落“棉籽状”
     - 抵抗力：芽孢抵抗力强，繁殖体对青霉素敏感
   - 致病性与免疫性
     - 致病条件：伤口要具备厌氧环境
     - 致病物质：破伤风痉挛毒素
     - 所致疾病：破伤风，表现为肌肉强直性痉挛
     - 免疫性：为抗毒素免疫，病后不会获得牢固免疫力
   - 防治原则
     - 接种破伤风类毒素进行人工主动免疫，注射破伤风抗毒素
     - 进行紧急预防或特异性治疗
2. 产气荚膜梭菌
   - 生物学性状
     - 形态与染色：革兰阳性粗大杆菌，芽孢椭圆形，有荚膜
     - 培养特性：专性厌氧，血平板上出现双层溶血环；牛乳培养基中出现“汹涌发酵”现象
   - 致病性
     - 致病物质：多种侵袭性酶和外毒素
     - 所致疾病：气性坏疽、食物中毒、坏死性肠炎
3. 肉毒梭菌
   - 生物学性状
     - 形态与染色：革兰阳性粗大杆菌，芽孢网球拍状，有周鞭毛
     - 培养特性：严格厌氧，营养要求不高
     - 抵抗力：芽孢耐热，肉毒毒素不耐热，较耐酸
   - 致病性
     - 致病物质：肉毒毒素，是已知最剧烈的毒物
     - 所致疾病：食物中毒，出现独特的神经中毒症状

三、复习思考题

（一）名词解释

1. 厌氧性细菌　　2. 气性坏疽

（二）填空

1. 厌氧芽孢梭菌主要包括______、______和______。

2. 破伤风梭菌在土壤中以______形式而长期存活，主要经______感染，其感染条件是伤口要具备______，致病物质主要是______。

3. 肉毒梭菌的致病物质是______，其毒性比氰化钾还强______倍。

（三）选择题

A 型题

1. 一旦因铁钉深刺足底造成外伤送医院急诊时，首先考虑注射（　　）

A. 破伤风菌苗　　B. 破伤风抗毒素　　C. 丙种球蛋白
D. 破伤风类毒素　　E. 百白破三联苗

2. 下列哪一种细菌引起的食物中毒不表现出胃肠症状（　　）

A. 产气荚膜梭菌　B. 沙门菌　C. 肉毒梭菌　D. 副溶血性弧菌　E. 金葡菌

3. 破伤风抗毒素治疗破伤风的机制是（　　）

A. 中和与神经细胞结合的外毒素　　B. 减轻临床症状
C. 中和游离的外毒素　　D. 抑制破伤风梭菌生长
E. 在补体参与下溶解破坏破伤风梭菌

（四）简答题

1. 简述破伤风梭菌的致病条件。

2. 简述破伤风的防治原则。

四、参考答案

（一）名词解释

1. 厌氧性细菌是一大群专性厌氧，必须在无氧环境下才能生长的细菌。

2. 气性坏疽是严重的创伤感染性疾病，以局部组织坏死、气肿、水肿、恶臭、剧痛和全身中毒为特征，主要是产气荚膜梭菌感染所致。

（二）填空

1. 破伤风梭菌　产气荚膜梭菌　肉毒梭菌

2. 芽孢　伤口　厌氧环境　破伤风痉挛毒素

3. 肉毒毒素　10000

（三）选择题

1. B　2. C　3. C

（四）简答题

1. 重要条件是伤口的厌氧微环境，如窄而深的伤口（如刺伤），同时有需氧菌或兼性厌氧菌的混合感染，或大面积创伤、烧伤、坏死组织多而造成局部缺血、缺氧。

2.（1）正确处理伤口，及早彻底清创、扩创，防止厌氧微环境的形成。

（2）特异性防治：①人工主动免疫：对儿童、军人和其他易受外伤的人群用类毒素作主动免疫。②人工被动免疫：破伤风抗毒素作紧急预防或特异性治疗，注射前需做皮试。

（刘玉霞）

第十九章　分枝杆菌属

一、大纲要求

1. 掌握结核分枝杆菌的主要生物学性状、致病性、免疫特点和防治原则。
2. 熟悉结核菌素试验的原理和应用，麻风分枝杆菌的致病性。

二、知识要点

1. 结核分枝杆菌
   - 生物学性状
     - 形态与染色：细长微弯、有的呈分枝状，抗酸染色呈红色
     - 培养特性：专性需氧、常用罗氏培养基，生长缓慢，培养2周后才形成肉眼可见的米黄色菜花状菌落
     - 抵抗力：对酸、碱、干燥抵抗力较强，但对湿热、乙醇等消毒剂较敏感，对抗结核药容易产生耐药性
   - 致病性与免疫性
     - 致病物质：脂质、蛋白质、荚膜
     - 所致疾病：肺内感染（肺结核）、肺外感染
     - 免疫性：以细胞免疫为主，属有菌免疫
   - 防治原则
     - 预防：接种卡介苗
     - 治疗：联合用药可增加疗效且能减少耐药菌株的产生
2. 麻风分枝杆菌：主要通过接触传播，经破损皮肤、黏膜进入人体，也可经呼吸道感染，引起麻风病。

三、复习思考题

（一）名词解释

1. 抗酸杆菌　　2. 卡介苗（BCG）

（二）填空

1. 结核分枝杆菌常用________染色，呈________色。对人有致病性的结核分枝杆菌主要有________和________。分离培养结核分枝杆菌常用________培养基，形成菌落需________时间。

2. 最常见的结核病为________。预防结核病可接种________。抗结核免疫以________免疫为主，属于________。结核菌素试验所用的试剂有________和________两种。

3. 麻风杆菌主要经________与________传播。麻风的临床病理表现分为________和________。

（三）选择题

A 型题

1. 下列细菌中繁殖速度最慢的是（　　）

A. 大肠埃希菌　　B. A 群链球菌　　C. 肺炎链球菌

D. 结核分枝杆菌　　E. 脑膜炎奈瑟球菌

2. 一位 18 岁女学生就诊时主诉：近一个多月来咳嗽，痰中时有血丝。消瘦并常感疲乏无力，午后潮湿，心悸，盗汗，食欲不振。对该患者的痰标本应选用的染色法是（　　）

A. 革兰染色　B. 墨汁染色　C. 鞭毛染色　D. 抗酸染色　E. 镀银染色

（四）简答题

1. 简述结核菌素试验的原理及结果分析。

2. 简述结核菌素试验的实际应用。

四、参考答案

（一）名词解释

1. 抗酸杆菌的主要特点是细胞壁含有大量类脂，一般不易着色，但经过加温或延长染色时间，着色后能抵抗酸性乙醇的脱色，故得名。如结核分枝杆菌、麻风分枝杆菌等。

2. 卡介菌是将有毒力的牛型结核分枝杆菌在含胆汁、甘油和马铃薯的培养基中，经过 230 次移种，历时 13 年所获得的减毒活疫苗。预防接种后可使人获得对结核分枝杆菌的免疫力。

（二）填空

1. 抗酸　红　牛型结核分枝杆菌　人型结核分枝杆菌　罗氏　2～4 周

2. 肺结核　卡介苗　细胞　传染性免疫或有菌免疫　旧结核菌素　纯蛋白衍生物

3. 呼吸道　密切接触　瘤型　结核样

（三）选择题

1. D　2. D

（四）简答题

1.（1）原理：结核菌素试验属于迟发型超敏反应，用结核菌素试剂作皮肤试验，感染过结核分枝杆菌或接种过卡介苗者，一般都出现阳性反应。

（2）结果分析：注射局部红肿硬结≥5mm 为阳性，表明机体已感染过结核分枝杆菌或卡介苗接种成功，对结核分枝杆菌有迟发型超敏反应和一定免疫力；≥15mm 为强阳性，表明可能有活动性结核感染，应进一步查明病灶；＜5mm 为阴性，表明机体未曾感染过结核杆菌，需接种卡介苗。

2.（1）选择卡介苗接种对象和测定卡介苗接种后的免疫效果，结核菌素试验阴性者应接种或补种卡介苗。

（2）在未接种卡介苗的人群中作结核杆菌感染的流行病学调查，了解自然感染率。

（3）作为婴幼儿（尚未接种过卡介苗）结核病的辅助诊断。

（4）测定肿瘤患者的细胞免疫功能。

（刘玉霞）

第二十章　动物源性细菌及其他细菌

一、大纲要求

1. 熟悉常见的动物源性细菌和其他细菌的名称以及所致疾病。
2. 了解上述各菌的微生物学诊断和防治原则。

二、知识要点

1. 布鲁杆菌
   - 生物学性状
     - 形态染色：球或球杆状，革兰染色阴性，有荚膜
     - 培养特性：专性需氧，血琼脂或肝浸液培养，S 型菌落
     - 抗原构造：含 A、M 两种抗原
     - 抵抗力：较强，但对热、日光、常用消毒剂等很敏感
   - 致病性
     - 致病物质：内毒素、荚膜、透明质酸酶等
     - 所致疾病：母畜流产；人类波浪热

2. 鼠疫杆菌
   - 生物学性状
     - 形态染色：球杆状，革兰染色阴性，有异染颗粒
     - 培养特性：兼性厌氧，营养要求不高，肉汤培养基中形成菌膜和钟乳石状下沉，R 型菌落
     - 抗原构造：F1、V 和 W、鼠毒素三种抗原与毒力有关
     - 抵抗力：对理化因素抵抗力较弱
   - 致病性
     - 致病物质：荚膜（F1 抗原）、V 和 W 抗原、鼠毒素、内毒素
     - 所致疾病：鼠疫（腺鼠疫、肺鼠疫、败血型鼠疫）

3. 炭疽杆菌
   - 生物学性状
     - 形态染色：革兰阳性大杆菌，两端平切，长链状排列，如竹节，可形成荚膜和芽孢
     - 培养特性：需氧，营养要求不高，R 型菌落，卷发状边缘
     - 抗原构造：分荚膜抗原、菌体抗原和保护性抗原三种
     - 抵抗力：芽孢抵抗力很强，但对碘、青霉素等敏感
   - 致病性
     - 致病物质：荚膜、炭疽毒素（EF、PA、LF 组成）
     - 所致疾病：炭疽（皮肤炭疽、肺炭疽、肠炭疽）

4. 白喉杆菌
   - 生物学性状
     - 菌体细长弯曲，一端或两端膨大成棒状，排列不规则；革兰阳性菌，用美蓝或奈瑟染色可见异染颗粒
   - 致病性
     - 致病物质：白喉毒素
     - 所致疾病：白喉

5. 铜绿假单胞菌
- 生物学性状
  - 革兰阴性端鞭毛菌
  - 培养特点为产生水溶性色素，使培养基呈蓝绿色，并可在42℃生长
- 致病性
  - 致病物质：外毒素、蛋白分解酶、内毒素、菌毛
  - 所致疾病：引起继发感染

三、复习思考题

（一）名词解释

1. 人畜共患病　　2. 白喉杆菌异染颗粒

（二）填空

1. 布鲁杆菌是一类革兰染色________的短小杆菌，我国流行的布鲁杆菌有________、________和________，其中最常见的是________。

2. 鼠疫是一种________的烈性传染病，通过________传染给人。在临床上的病型有________、________、________。

3. 杀死炭疽杆菌的芽孢除高压灭菌法外，还可用1:2500 ________浸泡或干烤________℃3h。

4. 人类炭疽因侵入途径的不同分为________、________和________三种临床类型。对炭疽疫区的牧民、屠宰工、兽医等人员应接种________，治疗炭疽的首选药物是________。

（三）选择题

A 型题

1. 感染动物后引起母畜流产的病原菌是（　　）
   A. 布鲁杆菌　B. 炭疽杆菌　C. 鼠疫杆菌　D. 钩端螺旋体　E. 空肠弯曲菌
2. 下列哪种是布鲁杆菌的致病物质（　　）
   A. 芽孢　B. 荚膜　C. 鞭毛　D. 血浆凝固酶　E. 链激酶
3. 菌体呈卵圆形，两端钝圆并浓染的细菌是（　　）
   A. 炭疽杆菌　B. 白喉棒状杆菌　C. 结核分枝杆菌
   D. 鼠疫杆菌　E. 伤寒沙门菌
4. 鼠疫杆菌产生的鼠毒素与一般外毒素的区别是（　　）
   A. 化学成分是脂多糖　B. 不可用甲醛脱毒制备类毒素
   C. 由质粒控制　D. 免疫动物不能产生抗毒素
   E. 菌细胞裂解或自溶才能释放
5. 下列细菌中属需氧芽孢杆菌的是（　　）
   A. 破伤风梭菌　B. 肉毒梭菌　C. 产气荚膜梭菌
   D. 炭疽杆菌　E. 白喉棒状杆菌
6. 青霉素串珠试验阳性的细菌是（　　）
   A. 破伤风梭菌　B. 肉毒梭菌　C. 产气荚膜梭菌　D. 炭疽杆菌　E. 白喉杆菌
7. 炭疽杆菌的毒力因素中不包括（　　）

A. 荚膜抗原　B. 菌体抗原　C. 保护性抗原　D. 水肿因子　E. 致死因子

8. 具有异染颗粒的细菌是（　　）

A. 布氏杆菌　B. 破伤风梭菌　C. 白喉棒状杆菌

D. 结核分枝杆菌　E. 脑膜炎奈瑟菌

9. 白喉患者的特异性治疗，应选择（　　）

A. 适量输血　B. 大量输液　C. 足量抗生素

D. 适量类毒素　E. 早期足量抗毒素

（四）简答题

1. 炭疽杆菌可通过哪些途径感染人体？各引起何种临床类型炭疽？

2. 铜绿假单胞菌的感染有何特点？

四、参考答案

（一）名词解释

1. 人畜共患病指某些病原微生物既可感染动物，也可以感染人类，且人类多是由于接触了感染的动物而受到传染，如布病、炭疽等。

2. 白喉杆菌异染颗粒的主要成分是核糖核酸和多磷酸盐，嗜碱性强，染色后异染颗粒与菌体着色不同。异染颗粒是白喉杆菌形态上的主要特征，有着重要鉴别意义。

（二）填空

1. 阴性　羊布鲁菌　牛布鲁菌　猪布鲁菌　羊布鲁菌

2. 自然疫源性　鼠蚤　腺鼠疫　肺鼠疫　败血型鼠疫

3. 碘液　140

4. 肠炭疽　肺炭疽　皮肤炭疽　炭疽减毒活疫苗　青霉素

（三）选择题

1. A　2. B　3. D　4. E　5. D　6. D　7. B　8. C　9. E

（四）简答题

1. 炭疽杆菌的感染途径及所致疾病有：

（1）经皮肤小伤口感染，引起皮肤炭疽。

（2）经呼吸道吸入炭疽杆菌的芽孢而感染，引起肺炭疽。

（3）经食入未煮透的病畜肉而感染，引起肠炭疽。

2. （1）铜绿假单胞菌是条件致病菌，当机体免疫力低下时引起感染，如大面积烧伤患者的继发感染。该菌通过接触传播，是医源性感染和院内交叉感染的常见病原。

（2）铜绿假单胞菌具有多种毒素和酶，有较强的蛋白分解能力，可感染人体的任何部位和组织，引起化脓性感染，脓液稀薄带绿色，并常引起败血症。

（3）铜绿假单胞菌的抵抗力较强，对多种抗生素耐药，因此治疗应选用敏感的抗生素。

（刘玉霞）

第二十一章 其他微生物

一、大纲要求

1. 熟悉支原体、立克次体、衣原体、螺旋体、真菌的概念，主要病原菌种类及致病性。

2. 熟悉外斐反应的原理、方法和意义。

二、知识要点

1. 支原体
   - 肺炎支原体：人类原发性非典型性肺炎，经呼吸道传播
   - 溶脲脲原体：非淋菌性尿道炎，经性接触传播

2. 立克次体
   - 普氏立克次体：流行性斑疹伤寒，人虱是主要传播媒介
   - 莫氏立克次体：地方性斑疹伤寒，鼠蚤是主要传播媒介
   - 恙虫病立克次体：恙虫病，恙螨是传播媒介
   - Q热柯克斯体：Q热，动物间以蜱为传播媒介；人类经接触或呼吸道、消化道等途径受染

3. 螺旋体
   - 钩端螺旋体属：有较强的侵袭力，能通过皮肤和黏膜侵入机体，并产生溶血素、细胞毒因子等致病物质，可引起人畜共患的钩体病
   - 密螺旋体属：对人致病的主要是梅毒螺旋体，引起人类梅毒，因其只感染人，故人是梅毒的惟一传染源
   - 疏螺旋体属：对人致病的有伯氏疏螺旋体、回归热螺旋体；前者引起莱姆病、后者引起回归热

4. 衣原体
   - 眼部感染：沙眼、包涵体结膜炎
   - 性传播疾病：非淋菌性泌尿生殖道感染、性病淋巴肉芽肿
   - 上呼吸道感染及肺炎

5. 真菌
   - 皮肤浅部感染真菌：皮肤癣真菌
   - 皮下组织感染真菌：着色真菌、申克孢子丝菌
   - 深部感染真菌：新生隐球菌、白色念珠菌

三、复习思考题

（一）名词解释

1. 非淋菌性尿道炎　　2. 外斐反应

（二）填空

1. 肺炎支原体主要通过________传播，引起______________。溶脲脲原体主要可引起______________，还可以通过________感染胎儿。

2. 普氏立克次体以________为媒介在人与人之间传播，引起______________。

3. 衣原体的发育周期有________和________两个阶段，其中________有传染性。

4. 真菌按其侵犯的部位和临床表现可分为________、________和________三类。

5. 皮肤癣真菌具有________的特性，故侵犯部位仅限于角化的________、

________和________。

（三）选择题

A 型题

1. 关于肺炎支原体的致病性，下述哪项是错误的（　　）
   A. 是原发性非典型性肺炎的病原体　　B. 主要经呼吸道传播
   C. 常发生于夏秋季　　D. 其顶端结构吸附于细胞表面
   E. 所致疾病的治疗应首选青霉素
2. 下列哪个是立克次体引起的疾病（　　）
   A. 梅毒　B. 沙眼　C. 莱姆病　D. 恙虫病　E. 性病淋巴肉芽肿
3. 与立克次体有共同抗原成分的细菌是（　　）
   A. 痢疾志贺菌　B. 大肠埃希菌　C. 变形杆菌
   D. 铜绿假单胞菌　E. 产气杆菌
4. 下面属于严格胞内寄生的病原体是（　　）
   A. 金黄色葡萄球菌　B. 白色念珠菌　C. 肺炎支原体
   D. 结核分枝杆菌　E. 普氏立克次体
5. 关于钩端螺旋体的致病性，下述错误的是（　　）
   A. 传染源主要来自感染的家畜
   B. 致病物质有内毒素样物质、溶血素等
   C. 可以引起钩体血症
   D. 钩端螺旋体病可以累及全身多个脏器
   E. 病后可以获得以细胞免疫为主的免疫力
6. 真菌细胞不具有的结构或成分是（　　）
   A. 线粒体　B. 叶绿素　C. 细胞壁　D. 细胞核　E. 内质网
7. 关于真菌的抵抗力，错误的是（　　）
   A. 对 2.5% 碘酊较敏感
   B. 对 1% ~2% 石炭酸较敏感
   C. 耐热，60℃ 1h 不能被杀死
   D. 对一般消毒剂有较强的抵抗力
   E. 对干燥、日光和紫外线的抵抗力较强
8. 黄曲霉毒素主要损害的器官是（　　）
   A. 心脏　B. 肝脏　C. 肾脏　D. 肺脏　E. 脾脏

（四）简答题

1. 请列表比较支原体与 L 型细菌的主要区别。
2. 简述肺炎支原体与溶脲脲原体的致病性。
3. 衣原体所致的人类疾病主要有哪些？

四、参考答案

（一）名词解释

1. 非淋菌性尿道炎简称非淋，是由性接触传播的一种尿道炎，但在尿道分泌物中查不到淋球菌。女性还有子宫颈炎等生殖道的炎症。病原体多为衣原体、支原体、滴虫、疱疹病毒、念珠菌，而衣原体、支原体的感染占80%以上。

2. 外斐反应是临床检验中常用变形杆菌OX株代替相应的立克次体抗原进行的非特异性凝集反应，用于检测人类或动物血清中有无立克次体抗体，供立克次体病的辅助诊断。

（二）填空

1. 呼吸道　原发性非典型性肺炎　非淋球菌性尿道炎　胎盘
2. 人虱　流行性斑疹伤寒
3. 原体　始体　原体
4. 皮肤癣真菌　皮下组织感染真菌　深部感染真菌
5. 嗜角质蛋白　表皮　毛发　指（趾）甲

（三）选择题

1. E　2. D　3. C　4. E　5. E　6. B　7. C　8. B

（四）简答题

1. 支原体与L型细菌的主要区别如下表。

主要性状	支原体	L型细菌
来源	自然界中广泛存在的独立微生物	细菌胞壁缺陷的变异型
返祖	在任何情况下不能变成细菌	除去诱因，可恢复为原菌
遗传	在遗传上与细菌无关	在遗传上与原菌相关
培养	培养基中需加胆固醇	一般不需要胆固醇

2. （1）肺炎支原体主要经呼吸道传播，能引起原发性非典型性肺炎与上呼吸道感染。

（2）溶脲脲原体常寄居在人的泌尿生殖道，可引起非淋球菌性尿道炎。还可通过胎盘感染胎儿，出现早产或死胎。新生儿经产道分娩时感染，可出现呼吸或中枢神经系统的症状。

3. 衣原体所致的人类疾病主要有：

（1）眼部感染：①沙眼；②包涵体结膜炎。

（2）性传播疾病：①非淋菌性尿道炎；②泌尿生殖道感染；③性病淋巴肉芽肿。

（3）上呼吸道感染及肺炎。

（刘玉霞）

第二十二章　病毒学总论

一、大纲要求

1. 掌握病毒的常见形态、大小测量单位、基本结构和化学组成。
2. 熟悉病毒的增殖方式和增殖周期、传播方式和感染类型；干扰素的概念和作用；

病毒感染的预防方法。

3. 了解病毒的异常增殖；理化因素对病毒的影响；病毒的分类。

二、知识要点

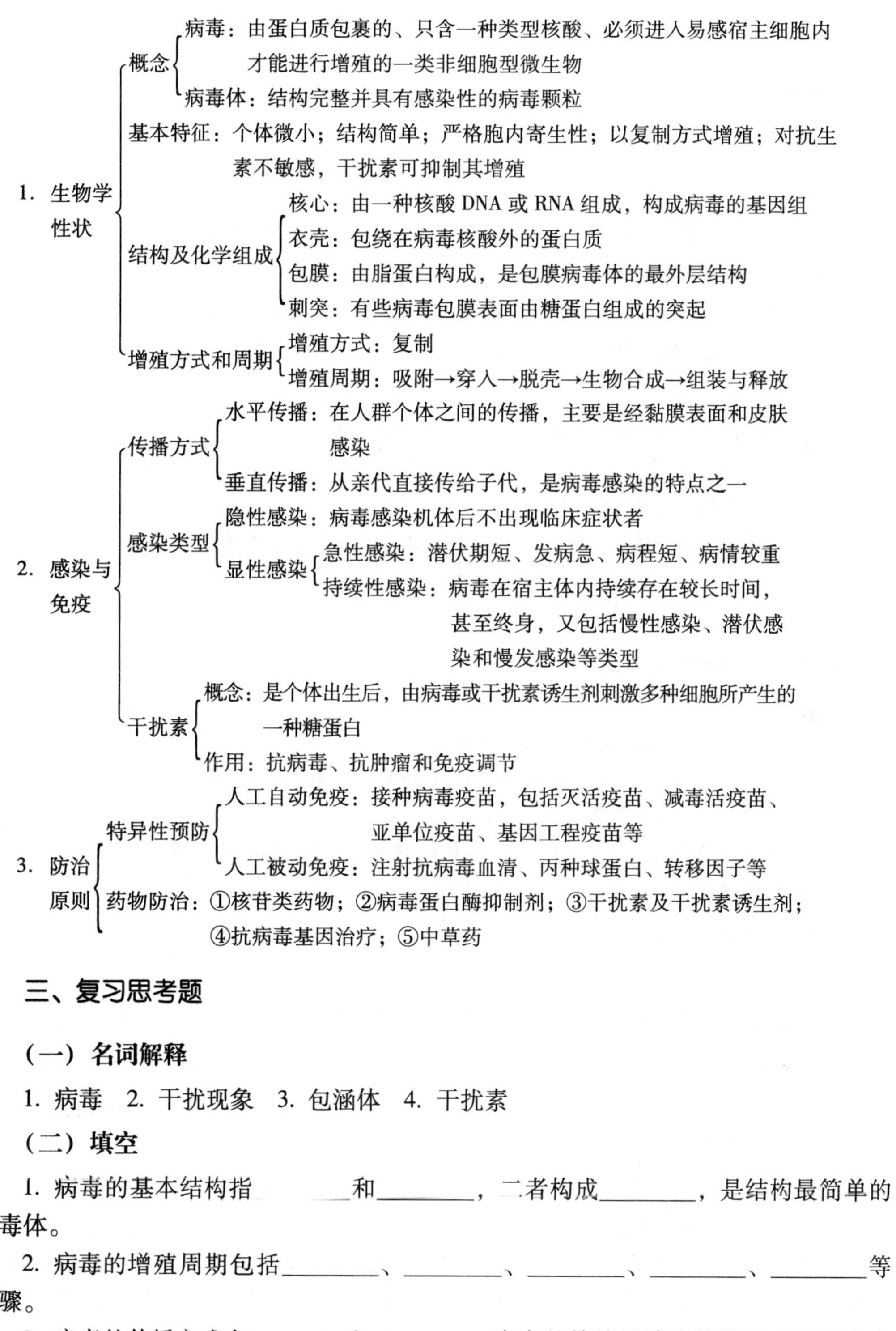

- 1. 生物学性状
  - 概念
    - 病毒：由蛋白质包裹的、只含一种类型核酸、必须进入易感宿主细胞内才能进行增殖的一类非细胞型微生物
    - 病毒体：结构完整并具有感染性的病毒颗粒
  - 基本特征：个体微小；结构简单；严格胞内寄生性；以复制方式增殖；对抗生素不敏感，干扰素可抑制其增殖
  - 结构及化学组成
    - 核心：由一种核酸 DNA 或 RNA 组成，构成病毒的基因组
    - 衣壳：包绕在病毒核酸外的蛋白质
    - 包膜：由脂蛋白构成，是包膜病毒体的最外层结构
    - 刺突：有些病毒包膜表面由糖蛋白组成的突起
  - 增殖方式和周期
    - 增殖方式：复制
    - 增殖周期：吸附→穿入→脱壳→生物合成→组装与释放
- 2. 感染与免疫
  - 传播方式
    - 水平传播：在人群个体之间的传播，主要是经黏膜表面和皮肤感染
    - 垂直传播：从亲代直接传给子代，是病毒感染的特点之一
  - 感染类型
    - 隐性感染：病毒感染机体后不出现临床症状者
    - 显性感染
      - 急性感染：潜伏期短、发病急、病程短、病情较重
      - 持续性感染：病毒在宿主体内持续存在较长时间，甚至终身，又包括慢性感染、潜伏感染和慢发感染等类型
  - 干扰素
    - 概念：是个体出生后，由病毒或干扰素诱生剂刺激多种细胞所产生的一种糖蛋白
    - 作用：抗病毒、抗肿瘤和免疫调节
- 3. 防治原则
  - 特异性预防
    - 人工自动免疫：接种病毒疫苗，包括灭活疫苗、减毒活疫苗、亚单位疫苗、基因工程疫苗等
    - 人工被动免疫：注射抗病毒血清、丙种球蛋白、转移因子等
  - 药物防治：①核苷类药物；②病毒蛋白酶抑制剂；③干扰素及干扰素诱生剂；④抗病毒基因治疗；⑤中草药

三、复习思考题

（一）名词解释

1. 病毒　2. 干扰现象　3. 包涵体　4. 干扰素

（二）填空

1. 病毒的基本结构指________和________，二者构成________，是结构最简单的病毒体。

2. 病毒的增殖周期包括________、________、________、________、________等步骤。

3. 病毒的传播方式有________和________。病毒的持续性感染按病程不同可分为

________、________和________。

4. 干扰素的主要功能有________、________和________等。

5. 目前所用预防病毒感染的疫苗类型为________、________、________和________等。

（三）选择题

A 型题

1. 人类传染病大多由哪类微生物引起（　　）
   A. 细菌　　B. 病毒　　C. 螺旋体　　D. 支原体　　E. 真菌

2. 病毒的形态多见的是（　　）
   A. 球形　　B. 砖形　　C. 丝形　　D. 蝌蚪形　　E. 弹头形

3. 病毒体感染细胞的关键物质是（　　）
   A. 核衣壳　　B. 核酸　　C. 衣壳　　D. 刺突　　E. 包膜

4. 不属于病毒体特征的是（　　）
   A. 非细胞结构　　B. 只含一种类型核酸
   C. 可在任何活细胞内增殖　　D. 对抗生素不敏感
   E. 对干扰素敏感

5. 病毒与立克次体的相同点是（　　）
   A. 均为非细胞型微生物　　B. 均只含一种类型核酸
   C. 均以复制方式繁殖　　D. 均对抗生素不敏感
   E. 均不能在无生命培养基上生长

6. 慢发感染的特点不包括（　　）
   A. 潜伏期长　　B. 病程为缓慢进行性
   C. 一旦出现症状，则表现进行性亚急性　　D. 预后多为死亡
   E. 病毒潜伏在细胞内，遇机体抵抗力降低则反复出现症状

7. 预防病毒感染最有效的方法是（　　）
   A. 使用抗毒素　　B. 使用抗病毒化学制剂　　C. 使用中草药
   D. 使用疫苗　　E. 使用抗菌药物

（四）简答题

1. 简述病毒体的结构。
2. 简述病毒的干扰现象及对医疗实践的指导意义。

四、参考答案

（一）名词解释

1. 病毒是由蛋白质包裹的、只含一种类型核酸、必须进入易感宿主细胞内才能进行增殖的一类非细胞型微生物。

2. 干扰现象指两种病毒同时或先后感染同一宿主细胞时，可发生一种病毒抑制另一种病毒增殖的现象。可发生在不同病毒间，也可发生在同种、同型甚至同株病毒。

3. 某些病毒感染细胞可在胞核、胞浆内形成嗜酸性或嗜碱性的斑块，称为包涵体。

不同病毒形成的包涵体其形态特征、染色性、在细胞内的位置均不同，可通过光镜观察、鉴别。

4. 干扰素是个体出生后，由病毒或干扰素诱生剂刺激多种细胞（主要是巨噬细胞、单核细胞、淋巴细胞）后所产生的一种糖蛋白。干扰素具有抗病毒、抗肿瘤和免疫调节等功能。

（二）填空

1. 核心　衣壳　核衣壳
2. 吸附　穿入　脱壳　生物合成　组装与释放
3. 水平传播　垂直传播　慢性感染　潜伏感染　慢发感染
4. 抗病毒　抗肿瘤　免疫调节
5. 灭活疫苗　减毒活疫苗　亚单位疫苗　基因工程疫苗

（三）选择题

1. B　2. A　3. B　4. C　5. E　6. E　7. D

（四）简答题

1. （1）裸露病毒体的结构：①核心，是病毒的中心结构，其内含一种核酸，RNA 或 DNA，构成病毒的基因组；②衣壳，是包围在病毒核酸外的一层蛋白质，由一定数量的壳粒聚合而成，壳粒按一定的对称方式排列组合成衣壳。核心和衣壳共同组成核衣壳。裸露病毒体即由核衣壳组成。

（2）包膜病毒体结构：①在核衣壳外还有由类脂组成的包膜；②包膜表面有糖蛋白组成的突起称为刺突。

2. （1）干扰现象的概念见“名词解释”。

（2）指导意义：①病毒间的干扰现象能阻止发病，也可以终止感染；②干扰现象可指导疫苗的合理使用，在疫苗接种时应注意避免干扰现象对免疫效果的影响。

（刘玉霞）

第二十三章　呼吸道病毒

一、大纲要求

1. 掌握流感病毒抗原变异的种类及其与疾病流行的关系。
2. 熟悉流感病毒形态结构和基因组特点，致病性和免疫性特点。
3. 了解麻疹病毒的致病性、免疫性；了解呼吸道其他病毒。

二、知识要点

1. 流感病毒
- 形态：呈球形，新分离的呈丝状
- 结构
  - 核心：主要由核酸和核蛋白组成，核酸为分节段单负链 RNA，核蛋白（NP）螺旋对称排列在核酸外
  - 包膜
    - 内层：为基质蛋白（MP），包绕在核衣壳外
    - 外层：为脂质双层，上有两种刺穿：血凝素（HA）和神经氨酸酶（NA）
- 分型
  - 据 NP 和 MP 抗原性不同将流感病毒分为甲、乙、丙三型
  - 甲型流感病毒据 HA 和 NA 抗原性的不同又分为若干亚型
- 变异
  - 抗原漂移：变异幅度小，属量变，常引起流感局部中、小型流行
  - 抗原转变：变异幅度大，属质变，常导致新亚型的出现而引起世界性流感暴发流行
- 致病特点
  - 经飞沫传播，传染性强，传播快，症状轻重不一
  - 呼吸道卡他症状明显并有全身表现伴消化道症状
  - 病毒仅在呼吸道局部增殖，一般不进入血液
- 免疫特点
  - 病后体内可产生特异性体液免疫和细胞免疫
  - 病后产生的中和抗体只对同型病毒有免疫力
  - 因病毒易变异，机体对新出现的亚型无抵抗力

2. 麻疹病毒
- 致病性
  - 经飞沫直接传播，也可因鼻腔分泌物、玩具、用具等感染
  - 全身感染，有两次病毒血症
  - 引起麻疹，偶然可引起亚急性硬化性全脑炎
- 免疫性：自然感染后免疫力牢固，一般为终身免疫

3. 其他
- 冠状病毒：形态多形性，基因组为正单股 RNA，是 SARS 的病原
- 腮腺炎病毒：引起流行性腮腺炎，并发症有性腺炎症导致生育功能障碍
- 风疹病毒：引起风疹，孕妇感染可导致胎儿先天性风疹综合征，影响胎儿发育
- 呼吸道合胞病毒：是呼吸道病毒中对婴幼儿危害较大的病毒，可引起婴幼儿毛细支气管炎和肺炎

三、复习思考题

（一）名词解释

1. 抗原漂移　　2. 柯氏斑　　3. 先天性风疹综合征

（二）填空

1. 流感病毒分型的依据是________和________，而亚型的分型依据是________和________。三型流感病毒中，最易发生抗原变异的是________型；抗原性相对稳定的是________型。

2. 仅有一个血清型，病后有牢固免疫力的呼吸道病毒有________、________和________。

3. 呼吸道病毒中，可以通过垂直传播造成胎儿先天畸形的是________；可以引起亚急性硬化性全脑炎的是________；对婴幼儿危害较大的是________；对胎儿危害较大的是________。

（三）选择题

A 型题

1. 引起流感世界性大流行的病原体是（　　）
   A. 流感杆菌　B. 甲型流感病毒　C. 乙型流感病毒
   D. 丙型流感病毒　E. 副流感病毒
2. 流感病毒致病机制中不包括（　　）
   A. 通过飞沫传播
   B. 血凝素吸附呼吸道黏膜上皮细胞
   C. 病毒侵入呼吸道黏膜细胞增殖引起呼吸道症状
   D. 全身症状由病毒血症引起
   E. 体弱可以并发细菌性肺炎而致死
3. 亚急性硬化性全脑炎（SSPE）的病原是（　　）
   A. 脊髓灰质炎病毒　B. 麻疹病毒　C. 疱疹病毒
   D. 乙型脑炎病毒　E. 狂犬病毒
4. 麻疹活疫苗的接种年龄是（　　）
   A. 新生儿　B. 2 个月龄婴儿　C. 6 个月龄婴儿　D. 8 个月龄婴儿　E. 一周岁
5. 未接种麻疹疫苗又与麻疹患者密切接触的儿童应尽早（　　）
   A. 注射母亲全血　B. 注射丙种球蛋白　C. 服用抗生素
   D. 注射麻疹恢复期血清　E. 服用中草药
6. 2003 年冬春季节，全球暴发流行的 SARS 的病原是（　　）
   A. 风疹病毒　B. 麻疹病毒　C. 流感病毒　D. 腮腺炎病毒　E. 新冠状病毒
7. 流行性腮腺炎较常见的并发症是（　　）
   A. 脑膜炎　B. 肺炎　C. 肝炎　D. 肾炎　E. 睾丸炎或卵巢炎
8. 对风疹病毒致病性的错误叙述是（　　）
   A. 经呼吸道传播
   B. 通过病毒血症播散引起全身感染
   C. 儿童是易感者，感染后引起风疹综合征
   D. 成人感染者可出现出疹后脑炎
   E. 孕妇感染可导致胎儿先天感染

（四）简答题

1. 甲型流感病毒为何容易引起大流行？
2. 在流感流行期间，怎样有效预防流感，降低发病率？
3. 人类对流感病毒和麻疹病毒的免疫力有何区别？

四、参考答案

（一）名词解释

1. 甲型流感病毒亚型内部经常发生的抗原（HA 和 NA）结构小变异称为抗原漂移。抗原漂移可引起流感的中、小型流行。

2. 麻疹病毒感染机体后，在全身出疹前1～2天，患者两侧颊黏膜可出现灰白色外绕红晕的斑点，称柯氏斑（Koplik 斑），是麻疹早期诊断的临床指征。

3. 先天性风疹综合征是指孕妇在妊娠5个月内感染风疹病毒可经胎盘垂直传播造成胎儿的先天风疹病毒感染，表现为新生儿先天性的白内障、心脏病、耳聋、青光眼、低体重及发育迟缓等。

（二）填空

1. 核蛋白（NP） 基质蛋白（MP） HA NA 甲 丙
2. 麻疹病毒 腮腺炎病毒 风疹病毒
3. 风疹病毒 麻疹病毒 呼吸道合胞病毒 风疹病毒

（三）单项选择题

1. B 2. D 3. B 4. D 5. B 6. E 7. E 8. C

（四）简答题

1. 甲型流感病毒易发生变异产生新亚型。其变异部位主要是病毒包膜表面的糖蛋白刺突血凝素和神经氨酸酶。产生变异的原因是由于甲型流感病毒的基因分8个节段，在复制时易发生基因重组和连续的点突变。基因改变导致构成HA和NA多肽的氨基酸改变而形成新抗原，产生新亚型，人群普遍对其缺乏免疫力而易感，造成流感大流行。

2. 在流感流行期间，有效预防流感，降低发病率的措施主要有：

（1）减毒活疫苗皮下接种或灭活疫苗鼻腔喷雾接种。

（2）隔离传染源，公共场所和居室空气采用乳酸或食醋加热熏蒸法消毒。

（3）用金刚烷胺或中草药板蓝根、大青叶、金莲花等。

3. 人类感染流感病毒后，只对同型流感病毒产生短暂的免疫力，因而免疫力不牢固；而感染麻疹病毒后则可获得持久的、牢固的免疫力。

（刘玉霞）

第二十四章 肠道病毒

一、大纲要求

1. 掌握肠道病毒的共同特性。
2. 熟悉脊髓灰质炎病毒的致病性、免疫性及特异性防治。
3. 了解轮状病毒生物学特性、致病性、免疫性。

二、知识要点

1. 脊髓灰质炎病毒
   - 致病性
     - ①经口感染，多表现为隐性感染或轻症感染
     - ②极少数幼儿体内病毒可经两次病毒血症后侵犯中枢神经系统，引起脊髓灰质炎，造成肢体弛缓性瘫痪
     - ③组织损伤是由病毒对细胞的直接破坏造成的
   - 免疫性
     - ①隐性感染和患病都可以获得对同型病毒的持久免疫力
     - ②保护性免疫以体液免疫为主
   - 特异性防治
     - ①隔离患者、消毒排泄物、加强饮食卫生、保护水源等
     - ②对婴幼儿和儿童实行人工主动免疫，口服三价脊髓灰质炎减毒活疫苗

2. 轮状病毒：球形，有双层衣壳，从内向外呈放射状排列而得名；分7组，A、B、C三组均可引起人类腹泻，其中A组是婴幼儿急性腹泻和腹泻死亡的最重要病原体；经粪-口途径传播；感染局限在肠道局部，一般不侵入血液。病后免疫力不强。

三、复习思考题

（一）名词解释

1. 肠道病毒　2. 脊髓灰质炎

（二）填空

1. 脊髓灰质炎传染源为________、________或________，通过________途径传播，病毒入侵机体主要侵犯________，引起________。

2. 预防脊髓灰质炎的疫苗有________和________两种。我国目前主要采用________。

3. 轮状病毒A~C组可引起人类的________，其中以________最为常见，是________的病原。

（三）选择题

A型题

1. 关于肠道病毒的共同特性，哪项是错误的（　　）
   A. 20面体立体对称的无包膜小RNA病毒　B. 耐酸、耐乙醚
   C. 细胞浆内增殖　D. 寄生于肠道，只引起人类消化道传染病
   E. 主要经粪-口途径传播

2. 急性出血性结膜炎的病原是（　　）
   A. 肠道病毒68型　B. 肠道病毒69型　C. 肠道病毒70型
   D. 肠道病毒71型　E. 肠道病毒72型

3. 脊髓灰质炎病毒感染的最常见类型是（　　）
   A. 隐性或轻症感染　B. 瘫痪型感染　C. 延髓麻痹型感染
   D. 慢性感染　E. 迁延型感染

4. 脊髓灰质炎患者的传染性排泄物主要是（　　）
   A. 鼻咽分泌物　B. 眼分泌物　C. 粪　D. 尿　E. 血

5. 口服脊髓灰质炎减毒活疫苗的初服年龄为（　　）

A. 新生儿　　B. 2 个月龄　　C. 4 个月龄　　D. 6 个月龄　　E. 8 个月龄

（四）简答题

脊髓灰质炎病毒的致病性和免疫性有何特点？

四、参考答案

（一）名词解释

1. 肠道病毒属于小 RNA 病毒，可在鼻咽部和肠道内增殖并从肠道排出。主要包括脊髓灰质炎病毒、柯萨奇病毒、埃可病毒和新型肠道病毒等。

2. 脊髓灰质炎又称小儿麻痹症，是由脊髓灰质炎病毒引起的小儿急性传染病，多发生在 5 岁以下小儿，尤其是婴幼儿。病毒侵犯脊髓前角运动神经元，造成弛缓性肌肉麻痹，病情轻重不一。

（二）填空

1. 患者　无症状带毒者　隐性感染者　粪 - 口　中枢神经系统　脊髓灰质炎

2. 灭活疫苗　减毒活疫苗　口服减毒活疫苗

3. 腹泻　A 组　婴幼儿腹泻

（三）选择题

1. D　2. C　3. A　4. C　5. B

（四）简答题

（1）脊髓灰质炎病毒的致病特点：①经口感染，多表现为隐性感染或轻症感染，极少数幼儿体内病毒可经两次病毒血症后侵犯中枢神经系统，引起脊髓灰质炎，造成肢体弛缓性瘫痪；②组织损伤是由病毒对细胞的直接破坏造成的。

（2）脊髓灰质炎病毒的免疫特点：①隐性感染和患病都可以获得对同型病毒的持久免疫力；②保护性免疫以体液免疫为主。

（刘玉霞）

第二十五章　肝炎病毒

一、大纲要求

1. 掌握各型肝炎病毒的传染源和传播途径；甲、乙型肝炎病毒的形态结构及抵抗力；乙型肝炎病毒的抗原组成、抗原抗体系统检测及意义和甲、乙型肝炎病毒的防治原则。

2. 熟悉甲、乙型肝炎病毒的致病机制及免疫性。

3. 了解丙、丁和戊型肝炎病毒的生物学特点及致病性。

二、学习要点

1. 甲型肝炎病毒（HAV）

（1）生物学特性：与其他肠道病毒相似，抵抗力较强。

（2）致病和免疫
- 传染源：患者及隐性感染者
- 传播途径：经粪－口途径传播
- 特点：隐性感染多见，隐性感染或显性感染机体均可产生抗体，并可维持多年，对HAV再感染有免疫力。减毒活疫苗预防效果良好

（3）微生物学检查
- 检测血清中的HAV－IgM抗体是早期诊断的指标
- 检测HAV－IgG抗体可了解既往感染史或进行流行病学调查
- 也可用ELISA等检测病毒抗原，亦可用PCR法测其RNA

2. 乙型肝炎病毒（HBV）

（1）生物学性状
- 形态结构
  - 大球形颗粒：完整的HBV，具有双层衣壳，又称Dane颗粒
  - 小球形颗粒：病毒装配过程中过剩的外壳
  - 管形颗粒：聚合起来的小球形颗粒
- 抗原组成
  - 表面抗原（HBsAg）：存在于三种颗粒的表面。HBsAg是HBV感染的主要指标，可刺激机体产生抗HBs，具有防御HBV感染的作用
  - 核心抗原（HBcAg）：血循环中不易被检测到。抗HBc－IgM，表示HBV正处于复制状态
  - e抗原（HBeAg）：HBV复制及血液具有强传染性的一个指标，其抗体对HBV感染具一定的保护作用
- 抵抗力：HBV对外界环境抵抗力较强，对紫外线及一般消毒剂均有耐受性

（2）致病及免疫
- 传染源：患者及无症状的HBV携带者
- 传播途径：①血液、血制品传播；②接触传播；③母婴传播
- 致病机制：对肝细胞直接损伤作用；免疫病理损伤起到重要作用
- 免疫：具有保护作用的抗体主要是抗HBs

（3）微生物学检查：目前常用ELISA及RIA检测血清中的HBsAg、抗HBs、抗HBc、HBeAg、抗HBe（俗称“两对半”）。

（4）防治原则：严格筛选献血员；医疗器械等彻底消毒；接种疫苗是最有效的方法。

三、复习思考题

（一）名词解释

1. Dane颗粒　2. HBsAg

（二）填空题

1. HBV的抗原组成有________、________和________，其中________在感染者的血循环中不易检测到。

2. 甲型肝炎的传染源为________和________，潜伏期为________天。

（三）选择题

A 型题

1. 对 HBsAg 错误的叙述是（　　）
   A. 存在于三种颗粒的表面 B. 化学成分为糖脂蛋白
   C. 仅 1 个型别 D. 可刺激机体产生抗体
   E. 是制备疫苗的主要成分
2. 下列方法中，不能灭活 HBV 的是（　　）
   A. 煮沸 100℃ 10min B. 高压蒸汽灭菌法 C. 0.5% 过氧乙酸浸泡
   D. 75% 乙醇浸泡 E. 5% 次氯酸钠浸泡
3. HAV 的主要传播途径是（　　）
   A. 输血 B. 垂直传播 C. 媒介昆虫 D. 性接触 E. 粪 – 口途径
4. 诊断急性甲型肝炎，主要检测下列哪项（　　）
   A. HAV – IgM 抗体 B. HAV – IgG 抗体 C. HAV 病毒颗粒
   D. HAV 病毒包涵体 E. 细胞病变
5. 甲型肝炎的预防不包括（　　）
   A. 加强粪便管理、保护水源 B. 加强食品卫生检查
   C. 消灭蚊虫 D. 注射减毒活疫苗
   E. 注射丙种球蛋白
6. 完整的 HBV 颗粒是（　　）
   A. Dane 颗粒 B. 管形颗粒 C. 小球形颗粒 D. HBsAg E. HBcAg
7. 与 HBV 的致病机制不符的叙述是（　　）
   A. 使肝细胞表面抗原改变引起自身免疫应答
   B. 免疫复合物可引起免疫病理损伤
   C. HBV 在肝细胞内增殖可直接损伤肝细胞
   D. 效应 T 细胞可杀伤带 HBV 抗原的肝细胞
   E. HBsAg 引起的 Ⅰ 型超敏反应
8. 对 HBcAg 叙述有误的是（　　）
   A. 存在于 Dane 颗粒的核心 B. 也可表达于受感染的肝细胞表面
   C. 在血循环中不易查到 D. 免疫原性强
   E. 相应抗体具有免疫保护作用
9. HBV 的传播途径主要是（　　）
   A. 粪 – 口途径 B. 日常生活接触
   C. 血液、接触接触、母婴传播 D. 呼吸道
   E. 媒介昆虫叮咬

（四）问答题

1. 简述甲肝和乙肝病毒的传播途径有何不同？
2. 简述 HBV 抗原抗体系统及其检测的临床意义。

四、参考答案

（一）名词解释

1. Dane 颗粒是结构完整的、有感染性的 HBV，存在于 HBV 感染者的血液中。由 Dane 在 1970 年首次用免疫电镜观察到，故以其名命名。

2. HBsAg 即乙型肝炎病毒表面抗原，存在于 Dane 颗粒、小球形颗粒及管形颗粒的表面。检测 HBsAg 是诊断 HBV 感染的主要指标。

（二）填空题

1. HBsAg　HBcAg　HBeAg　HBcAg

2. 患者　隐性感染者　15 ~ 50 天

（三）选择题

1. C　2. D　3. E　4. A　5. C　6. A　7. E　8. E　9. C

（四）简答题

1. 甲肝病毒主要通过粪 - 口途径传播。乙肝病毒传播途径有：血液、血制品等传播；接触传播；母婴传播。

2. （1）HBV 抗原抗体系统：HBsAg 和抗 HBs、HBcAg 和抗 HBc、HBeAg 和抗 HBe。除 HBcAg 在血清中不易查到，其余均可查到，俗称“两对半”。

（2）临床意义：表示 HBV 感染的指标有 HBsAg、抗 HBc、HBeAg；表示血液具有高度传染性的指标有抗 HBc、HBeAg；乙型肝炎早期诊断的指标是抗 HBc - IgM；表示疾病开始恢复，机体有免疫力的指标是抗 HBs 和抗 HBe。

（陈　洋）

第二十六章　人类免疫缺陷病毒

一、大纲要求

1. 掌握艾滋病的传染源及传播途径。

2. 熟悉人类免疫缺陷病毒的形态、免疫性、致病机制及艾滋病的防治原则。

二、学习要点

1. 生物学特性
- 球形，RNA 双层衣壳。包膜上 gp120 构成刺突与病毒吸附易感细胞有关
- 培养特性：HIV 仅感染 $CD4^+$ 的 T 细胞和巨噬细胞
- 抵抗力：不强，56℃ 30min 可灭活病毒。室温 20℃ ~22℃ 中存活达 7 天

2. 致病性与免疫性
- 传染源：HIV 无症状携带者和艾滋病患者
- 传播途径
  - 通过同性和异性间的性行为传播
  - 输入含 HIV 的血液和血制品、器官移植或骨髓移植、人工授精、静脉药物依赖者共用污染的注射器和针头等传播
  - 母婴传播：HIV 可经胎盘、产道或哺乳等方式引起传播
- 致病机制：病毒能选择性地侵犯 $CD4^+$ 细胞，主要是 $CD4^+$ T 细胞，从而引起以 $CD4^+$ 细胞缺损和功能障碍为中心的严重免疫缺陷
- 临床表现
  - 急性期：感染后的 2～4 周，感染者血清中出现 HIV 抗原
  - 无症状的潜伏期：患者一般无症状，外周血中 HIV 抗原含量很低或检测不到
  - 免疫缺损期：即 AIDS 期，HIV 重新开始大量复制并造成免疫系统进行性损伤
- 免疫性：机体免疫应答能力的丧失以及 HIV 抗原性改变等均可使病毒逃避免疫系统的清除作用，因此 HIV 感染后可终生携带病毒

3. 防治原则：缺乏理想的疫苗，采用综合预防措施及多种药物综合疗法。

三、复习思考题

（一）名词解释

1. AIDS　2. HIV

（二）填空

1. HIV 有两个型别，分别是________和________。在世界范围内引起 AIDS 流行的 HIV 型别为________。

2. HIV gp120 糖蛋白的受体是________分子。

（三）选择题

A 型题

1. HIV 侵犯的主要细胞是（　　）

A. T 细胞　B. $CD8^+$ 细胞　C. $CD4^+$ 细胞　D. B 细胞　E. T 细胞、B 细胞

2. 关于 HIV 对理化因素的抵抗力，下列哪项是正确的（　　）

A. 56℃30min 被灭活　B. 22℃30min 被灭活

C. 各种化学消毒剂对 HIV 均无灭活作用　D. 紫外线对 HIV 无杀灭作用

E. 各种抗生素可灭活病毒

3. HIV 的传播方式不包括（　　）

A. 性接触传播　B. 输血传播　C. 垂直传播

D. 使用血制品　E. 食品、餐具传播

4. HIV 最易发生变异的部位是（　　）

A. 核衣壳　B. 衣壳　C. 刺突糖蛋白　D. 内膜　E. 包膜

（四）简答题

简述 HIV 的传染源及传播途径。

四、参考答案

（一）名词解释

1. 获得性免疫缺陷综合征（AIDS），由 HIV 感染引起，该病以传播迅速、免疫系统进行性损伤、高度致死性为主要特征。

2. 人类免疫缺陷病毒，侵犯人的 $CD4^+$ 细胞，引起艾滋病。

（二）填空

1. HIV－1　HIV－2　HIV－1

2. CD4

（三）选择题

1. C　2. A　3. E　4. C

（四）简答题

艾滋病的传染源是 HIV 无症状携带者和艾滋病患者，HIV 可存在于血液、精液、阴道分泌物、乳汁、脑脊液、骨髓、中枢神经组织、皮肤等标本中。其传播方式主要有三种：①通过同性和异性间的性行为传播；②输入含 HIV 的血液和血制品、器官移植或骨髓移植、人工授精、静脉药瘾者共用污染的注射器和针头传播；③母婴传播，HIV 可经胎盘、产道或哺乳等方式引起传播。

（王　蕾）

第二十七章　虫媒病毒

大纲要求

1. 熟悉虫媒病毒的共同特性。
2. 熟悉流行性乙型脑炎病毒和汉坦病毒的致病性、免疫性及特异性预防。

知识要点

1. 特性
   - 在节肢动物体内增殖，通过吸血节肢动物叮咬而传播
   - 病毒致病力强、潜伏期短、发病急，大多数引起人畜共患病
   - 病毒呈小球形，直径约 20～70nm；核酸为单股正链 RNA，衣壳呈 20 面体立体对称，有包膜，包膜上有血凝素刺突
   - 病毒抵抗力弱，多种理化因素可使其灭活

2. 流行性乙型脑炎病毒

（1）生物学特性：球形，包膜表面有血凝素。其抗原性稳定，故应用疫苗预防效果好。

(2) 致病性与免疫性
- 传播媒介：库蚊，既是传播媒介又是储存宿主
- 引起疾病：乙脑
- 传染源：带病毒蚊虫叮咬过的家畜和家禽
- 传播方式及流行：带病毒蚊虫叮咬易感人群则可引起人的感染，具有明显的季节性
- 易感者：主要是10岁以下的儿童
- 免疫：病后及隐性感染均可获得持久的免疫力

(3) 防治原则：防蚊灭蚊和预防接种是预防本病的有效措施。

3. 汉坦病毒

(1) 又名肾综合征出血热病毒，引起肾综合征出血热（HFRS），习惯称流行性出血热

(2) 生物学特性
- 汉坦病毒呈圆形或卵圆形，RNA，外有包膜，包膜上有刺突
- 在我国流行的是Ⅰ型（黑线姬鼠型）和Ⅱ型（褐家鼠型）
- 对脂溶剂、酸、热、紫外线敏感

(3) 致病性
- 有明显的地区性和季节性，与鼠类的分布与活动有关
- 传播方式：鼠体内的病毒随唾液、尿、呼吸道分泌物及粪便排出体外而污染环境，人和动物经呼吸道、消化道或直接接触等被传染
- 致病：起病急，表现为高热、出血和肾损害

复习思考题

（一）名词解释

1. 虫媒病毒　　2. 自然疫源性疾病

（二）填空题

1. 在我国，主要由虫媒病毒引起的疾病有________、________、________等。
2. 预防乙脑的基本措施是________，保护易感者的重要环节是________。
3. 乙脑患者病死率高，且易留下________、________、________等后遗症。

（三）选择题

A 型题

1. 乙脑的传播媒介是（　　）
   A. 蚊　B. 蜱　C. 白蛉　D. 螨　E. 蝇
2. 肾综合征出血热的病原体是（　　）
   A. 登革病毒　B. 汉坦病毒　C. 新疆出血热病毒　D. 乙肝病毒　E. 乙脑病毒
3. 乙脑最重要的传染源是（　　）
   A. 幼猪　B. 患者　C. 带病毒者　D. 马　E. 牛
4. 在乙脑的流行环节中，蚊是（　　）
   A. 传染源　B. 中间宿主　C. 储存宿主
   D. 传播媒介和储存宿主　E. 传染源和储存宿主
5. 预防乙脑的基本措施是（　　）
   A. 接种丙种球蛋白　B. 接种干扰素　C. 防鼠灭鼠
   D. 防蚤灭蚤　E. 防蚊灭蚊

（四）简答题

1. 简述流行性乙型脑炎病毒的致病特点。

2. 简述汉坦病毒的致病特点。

参考答案

（一）名词解释

1. 虫媒病毒是指一大群在节肢动物体内增殖，通过吸血节肢动物叮咬人、家畜等而传播的病毒。

2. 自然疫源性疾病是指病原体除感染人外，还存在于动物储存宿主、传播媒介体内以及自然疫源地，易感人群进入自然疫源地受到感染所患的疾病。

（二）填空题

1. 流行性乙型脑炎　肾综合征出血热　登革热

2. 防蚊灭蚊　接种疫苗

3. 痴呆　偏瘫　失语

（三）选择题

1. A　2. B　3. A　4. D　5. E

（四）简答题

1. 流行性乙型脑炎病毒的致病特点是：①幼猪是最重要的传染源；②蚊既是传播媒介又是储存宿主；③多为隐性感染；④病毒侵入机体经两次病毒血症，穿过血脑屏障进入脑组织增殖，造成脑膜及脑实质的病变，引起症状。

2. 汉坦病毒的致病特点是：①鼠类为主要储存宿主和传染源，病毒可随感染鼠的唾液、尿液和粪便排出体外污染环境；②传播途径为消化道、呼吸道、皮肤黏膜以及螨虫叮咬；③感染类型以显性感染为主，隐性感染少见；④以发热、出血、肾损害为主要特征；⑤致病机制为病毒对细胞的直接损伤以及病理性免疫应答所致。

（田　毅）

第二十八章　其他病毒及朊粒

一、大纲要求

1. 掌握常见疱疹病毒的致病性及防治原则。

2. 熟悉狂犬病毒的致病特点和预防措施。

二、学习要点

1. 概述
   - 病毒呈球形、有包膜的 DNA 病毒
   - 病毒可通过呼吸道、消化道、泌尿生殖道等侵入机体，可表现为增殖性感染和潜伏状态
   - 病毒可经胎盘感染胎儿，引起胎儿畸形、流产或死产，出生者可有发育迟缓、智力低下等

2. 单纯疱疹病毒

（1）致病性与免疫性
   - 传染源：病人和带病毒者
   - 传播途径：主要是直接密切接触与性接触
   - 类型：原发感染、潜伏与再发感染

（2）防治原则：无特异预防方法。避免与患者密切接触，切断传播途径可减少感染机会

3. 水痘-带状疱疹病毒
   - 儿童初次感染引起水痘，在体内潜伏多年后复发表现为带状疱疹
   - 传染源：多为患者，冬春季流行，借飞沫经呼吸道或接触传播

4. 巨细胞病毒：是引起先天性感染的主要病毒之一。孕妇要避免与 CMV 感染的患者接触。

5. EB 病毒：主要引起传染性单核细胞增多症、非洲儿童恶性淋巴瘤；EBV 与鼻咽癌的关系十分密切。

6. 狂犬病病毒

（1）致病性
   - 传染源：患病或带病毒的动物
   - 传播途径：人被咬伤、抓伤而感染，病毒通过伤口进入体内
   - 潜伏期：长短取决于咬伤部位与头部的远近及伤口内病毒数量
   - 引起狂犬病，又称恐水病，病死率几乎达 100%

（2）防治原则
   - 家犬管理：注射犬用疫苗，捕杀野犬是重要措施
   - 人被动物咬伤后应立即采取下列措施：①立即用 20% 肥皂水、0.1% 新洁尔灭或清水反复冲洗伤口，再用 75% 的乙醇或碘酒涂擦；②用抗狂犬病病毒血清在伤口周围及底部注射并同时肌内注射；③及早接种狂犬疫苗

三、复习思考题

（一）名词解释

1. 内基小体　2. 朊粒

（二）填空

1. HSV-1 主要引起________，病毒主要潜伏于________和________，HSV-2 主要引起________，主要潜伏于________。

2. 人乳头瘤病毒对________和________细胞有高度亲嗜性。

（三）选择题

A 型题

1. 水痘-带状疱疹病毒主要损害是（　　）

A. 皮肤黏膜上皮细胞　　B. 白细胞和神经细胞　　C. 神经细胞
D. 淋巴细胞　　E. T 淋巴细胞

2. 目前认为与鼻咽癌发病有关的病毒是（　　）

A. 鼻病毒　B. EB 病毒　C. 单纯疱疹病毒　D. 麻疹病毒　E. 巨细胞病毒

3. EBV 主要侵犯的细胞是（　　）

A. CD_4 细胞　B. 红细胞　C. T 细胞　D. 单核细胞　E. B 细胞

4. 巨细胞病毒常引起（　　）

A. 唇疱疹　B. 带状疱疹　C. Kaposi 肉瘤

D. 先天性畸形　E. 传染性单核细胞增多症

5. 导致胎儿先天性畸形的病毒有（　　）

A. 风疹病毒、巨细胞病毒、单纯疱疹病毒 1 型

B. 风疹病毒、流感病毒、腮腺炎病毒

C. 风疹病毒、乙脑病毒、麻疹病毒

D. 巨细胞病毒、腺病毒、乙型肝炎病毒

E. 巨细胞病毒、鼻病毒、腮腺炎病毒

6. 狂犬病病毒是一种（　　）

A. 嗜神经性病毒　B. 嗜皮肤黏膜性病毒

C. 嗜呼吸道黏膜性病毒　D. 嗜多种组织细胞性病毒

E. 导致病毒血症为主的病毒

7. 尖锐湿疣的病原体是（　　）

A. 人乳头瘤病毒　B. 单纯疱疹病毒

C. 艾滋病病毒　D. EB 病毒

E. 巨细胞病毒

（四）简答题

1. 试述 HSV 的致病特点及其潜伏部位。
2. 试述狂犬病的主要防治措施。
3. 试述人乳头瘤病毒的传染源、传播途径及所致疾病。

四、参考答案

（一）名词解释

1. 狂犬病病毒在中枢神经细胞（主要是大脑海马回的锥体细胞）中增殖时，胞质内所形成的嗜酸性包涵体。组织切片检查内基小体，在诊断上很有价值。

2. 朊粒，又称传染性蛋白粒子或朊病毒，是一种由正常宿主细胞基因编码的构象异常的蛋白质，不含核酸，具有自我复制能力，目前认为是人和动物的传染性海绵状脑病（TSE）的病原体。

（二）填空

1. 生殖器以外皮肤黏膜等感染　三叉神经节　颈上神经节　生殖器疱疹　骶神经节

2. 皮肤　黏膜上皮

（三）选择题

1. A 2. B 3. E 4. D 5. A 6. A 7. A

（四）简答题

1. HSV 可形成原发感染、潜伏感染和再发感染。HSV－1 的原发感染多见于儿童，以腰以上的感染为主，最常引起龈口炎、疱疹性角膜结膜炎、唇疱疹和皮肤疱疹性湿疹等。HSV－2 的原发感染主要引起腰以下及生殖器的感染。HSV 原发感染后，病毒可在机体形成潜伏感染。HSV－1 潜伏于三叉神经节和颈上神经节，HSV－2 潜伏于骶神经节。当人体受到各种刺激，可引起局部复发性疱疹，再发感染的部位常在原发感染灶的同一部位或附近。

2. 加强家犬管理，注射犬用疫苗。高危人群可用狂犬病毒灭活疫苗作特异性预防。人被动物咬伤后，伤口局部处理要及时、彻底，应立即用 20% 肥皂水、0.1% 新洁尔灭或清水反复冲洗伤口，再用 75% 的乙醇或碘酒涂擦；用抗狂犬病病毒血清在伤口周围及底部注射并同时肌内注射；及早接种狂犬疫苗可以预防发病。

3. 人乳头瘤病毒的传染源为患者或带毒者，主要通过直接或间接接触感染部位或污染物品传播，生殖器感染主要由性接触传播，新生儿可在通过产道时感染。

该病毒可引起皮肤和黏膜的各种乳头瘤（疣），临床上常见的有寻常疣、跖疣、扁平疣和尖锐湿疣等。

（陈 洋）

第三篇　人体寄生虫学

第二十九章　总　论

一、大纲要求

1. 掌握寄生、寄生虫、宿主、终宿主、中间宿主、寄生虫生活史、感染阶段（感染期）、感染途径、人兽共患寄生虫病的概念，掌握寄生虫的致病作用。

2. 熟悉寄生虫病的实验诊断、流行基本环节、流行因素及防治原则。

二、知识要点

1. 人体寄生虫学
   - 研究人体寄生虫及其与宿主相互关系的一门科学
   - 包括医学原虫学、医学蠕虫学、医学节肢动物学

2. 共生
   - 共栖：一方受益，另一方既不受益，也不受害
   - 互利共生：两种生物共同生活，相互依赖，共同受益
   - 寄生：两种生物生活在一起，其中一方受益，另一方受害。受害的一方叫宿主，获利并生存的动物叫寄生虫

3. 寄生虫的类别
   - 专性寄生虫
   - 兼性寄生虫
   - 偶然寄生虫
   - 体内和体外寄生虫
   - 长期性寄生虫和暂时性寄生虫
   - 机会致病寄生虫

4. 宿主的类别
   - 终宿主：寄生虫成虫或有性生殖阶段寄生的宿主
   - 中间宿主：寄生虫幼虫或无性生殖阶段寄生的宿主
   - 保虫宿主：某些蠕虫成虫或原虫某一发育阶段既可寄生于人体，也可寄生于某些脊椎动物，在一定条件下可传播给人。在流行病学上作为重要的传染源

5. 生活史
   - 定义：寄生虫生长、发育、繁殖的全过程
   - 类型
     - 直接型：完成生活史不需要中间宿主，虫卵或幼虫在外界发育到感染期后直接感染人
     - 间接型：完成生活史需要中间宿主

6. 寄生虫对宿主的致病作用：夺取营养、机械性损伤、毒素及过敏原作用。

7. 寄生虫病的实验诊断：病原学诊断是最可靠的诊断方法。

8. 寄生虫病的流行环节：传染源、传播途径、易感人群。

9. 防治原则：消灭传染源、切断传播途径、保护易感人群。

三、复习思考题

（一）名词解释

1. 生活史 2. 人体寄生虫学 3. 终宿主 4. 保虫宿主

（二）填空

1. 寄生虫感染人体的途径包括________、________、________、________、________、________。

2. 人体寄生虫按生物学特点分为三大类________、________、________。

3. 寄生虫病的流行因素包括________、________、________。

4. 寄生虫对人体的致病作用是________、________、________、________。

（三）选择题

A 型题

1. 我国五大寄生虫病是（　　）
   A. 疟疾、丝虫病、血吸虫病、钩虫病、黑热病
   B. 血吸虫病、疟疾、阿米巴痢疾、蛔虫病、黑热病
   C. 血吸虫病、钩虫病、疟疾、蛔虫病、黑热病
   D. 血吸虫病、钩虫病、黑热病、疟疾、蛔虫病
   E. 蛔虫病、丝虫病、血吸虫病、钩虫病、疟疾

2. 寄生虫病流行的三个特点是（　　）
   A. 多发性、季节性、连续性　B. 多发性、自然疫源性、阶段性
   C. 地方性、季节性、自然疫源性　D. 地方性、阶段性、自然疫源性
   E. 阶段性、连续性、季节性

3. 寄生虫生活史的世代交替是指（　　）
   A. 更换宿主　B. 有保虫宿主
   C. 自由生活与寄生生活交替　D. 有性生殖和无性生殖交替
   E. 卵生与胎生交替

4. 寄生虫病的传染源包括（　　）
   A. 病人　B. 病人和保虫宿主　C. 带虫者和保虫宿主
   D. 病人和带虫者　E. 病人、带虫者、保虫宿主

5. 寄生虫的幼虫期或无性繁殖阶段寄生的宿主称为（　　）
   A. 终宿主　B. 保虫宿主　C. 中间宿主　D. 转续宿主　E. 传播媒介

（四）简答题

1. 简述寄生虫生活史的类型。
2. 防治寄生虫病应采取哪些综合措施？
3. 寄生虫对宿主的作用有哪几方面、各举例说明？
4. 寄生虫病流行的基本环节有哪些？

四、参考答案

（一）名词解释

1. 生活史是指寄生虫完成一代生长、发育和繁殖的全过程。

2. 人体寄生虫学是研究与人体健康有关的寄生虫的形态结构、生理活动和生存繁殖规律，阐明寄生虫与人体及外界因素的相互关系的科学。包括医学原虫学、医学蠕虫学和医学节肢动物学三部分组成。

3. 终宿主是指寄生虫成虫或有性生殖阶段所寄生的宿主。

4. 某些蠕虫成虫或原虫某一发育阶段既可寄生于人体也可寄生于某些脊椎动物，在一定条件下可传播给人。这些脊椎动物在流行病学上称为保虫宿主或储存宿主。

（二）填空

1. 经口　皮肤　呼吸道　媒介昆虫　接触　胎盘传播

2. 医学原虫学　医学蠕虫学　医学节肢动物学

3. 自然因素　社会因素　生物因素

4. 机械性损伤　夺取营养　毒素作用　过敏原作用

（三）选择题

1. A　2. C　3. D　4. E　5. C

（四）简答题

1. ① 直接型：完成生活史不需中间宿主，感染期虫卵或幼虫直接感染人；② 间接型：完成生活史需要中间宿主，幼虫在中间宿主体内发育到感染期后，再感染人。

2. ① 消灭传染源：普查普治带虫者和患者，查治或处理保虫宿主；② 切断传播途径：加强粪便、水源管理，搞好环境卫生及个人卫生，控制或消灭媒介节肢动物和中间宿主；③ 保护易感者：集体和个人防护，药物防护，改变不良饮食习惯，改进生产方法和条件等。

3. ①机械性损伤：如蛔虫引起的肠梗阻、肠穿孔等；②夺取营养，引起营养不良、发育障碍：如蛔虫、血吸虫寄生引起的消瘦、乏力等；③毒素作用：如钩虫分泌的抗凝素等；④变应原作用：如尾蚴性皮炎。

4. 寄生虫病流行的基本环节：①传染源：病人、带虫者、保虫宿主；②传播途径：经口、皮肤、呼吸道、接触、媒介昆虫、胎盘传播等；③易感人群：缺乏免疫力或免疫力低下的人群。

（许郑林）

第三十章 线虫

一、大纲要求

1. 掌握重要线虫的一般形态特点、生活史特点及其生活史类型。
2. 熟悉重要线虫的致病及病原学诊断方法。
3. 了解重要线虫的流行因素及防治原则。

二、知识要点

1. 概述
   - 成虫：呈线形或圆柱形，雌雄异体，雌虫尾端较直，雄虫尾部卷曲或膨大为交合伞
   - 虫卵：一般卵圆形，无卵盖，卵壳外有的有蛋白质膜，卵内含卵细胞或幼虫
   - 生活史类型：土源性线虫（蠕虫），生物源性线虫（蠕虫）

2. 蛔虫
   - 形态：见实验指导
   - 生活史：包括虫卵在外界发育和虫体在人体内移行两个阶段。不需要中间宿主
   - 感染阶段：感染期虫卵；感染途径：经口；寄生部位：小肠
   - 致病
     - 幼虫：蛔蚴性肺炎
     - 成虫：机械性损害肠粘膜，夺取营养，毒素及过敏原作用
     - 合并症：胆道蛔虫、肠梗阻、肠穿孔
   - 流行特点：蛔虫病流行范围广、感染率高

3. 蛲虫
   - 形态：见实验指导
   - 生活史：不需要中间宿主。感染阶段：感染期虫卵。寄生回盲部
   - 感染途径及方式：肛门－手－口、间接接触、经呼吸道吸入、逆行感染
   - 致病：肛门瘙痒、异位寄生
   - 诊断：肛门拭子法、透明胶纸法、成虫检查

4. 钩虫
   - 形态：见实验指导
   - 生活史：不需要中间宿主；感染阶段：丝状蚴；主要经皮肤感染；成虫寄生小肠
   - 致病
     - 幼虫：钩蚴性皮炎、钩蚴性肺炎
     - 成虫
       - 贫血：原因有吸血、更换叮咬部位、旧伤口的渗血（抗凝血酶作用）、虫体活动等
       - 其他：消化系统症状、异嗜症、婴幼儿钩虫病

5. 丝虫
   - 形态：见实验指导
   - 生活史
     - 微丝蚴在人体内有夜现周期性
     - 蚊是其中间宿主和传播媒介，蚊吸血时，丝状蚴经皮肤钻入人体
     - 人是终宿主，成虫寄生于人的淋巴系统内
   - 致病
     - 急性期过敏性炎症反应
     - 慢性阻塞性病变
   - 诊断：夜间取外周血查微丝蚴作病原学诊断，一般在晚 9:00 后
   - 防治原则：普查普治、防蚊灭蚊、流行病学监测

6. 旋毛形线虫{囊包形态：见实验指导
致病：侵入期（1周）、移行期（2~3周）、囊包形成期（4周~数月）
预防：不食生或半生的肉制品，加强肉类检疫}

三、复习思考题

（一）名词解释

1. 生物源性蠕虫 2. 夜现周期性 3. 钩蚴性皮炎

（二）填空

1. 人体感染钩虫后是否出现临床症状主要与________、________、________有关。

2. 钩虫的感染阶段为________，经________侵入人体，成虫寄生于人体________，以________为食，虫卵随________排出体外。

3. 鞭虫的寄生部位在________。

4. ________和________的感染阶段均称丝状蚴。

5. 蛔虫引起的并发症中最常见的是________。

6. 蛔虫的感染阶段为________，经________侵入人体，成虫寄生于人体的________，虫卵随________排出体外。

（三）选择题

A 型题

1. 美洲钩虫口囊的特征是（ ）
   A. 背侧有两对钩齿 B. 腹侧有两对钩齿 C. 背侧有一对板齿
   D. 腹侧有一对板齿 E. 以上都不是

2. 下列哪种病变不是丝虫引起的（ ）
   A. 血管炎 B. 淋巴管炎 C. 淋巴结炎 D. 乳糜尿 E. 肢体象皮肿

3. 旋毛虫病最可靠的诊断方法是（ ）
   A. 粪便自然沉淀法 B. 饱和盐水浮聚法
   C. 免疫学诊断 D. 血液检查找幼虫
   E. 肌肉组织活检找幼虫

4. 旋毛虫幼虫主要寄生在人体的（ ）
   A. 小肠 B. 肺 C. 平滑肌 D. 心肌 E. 横纹肌

5. 雌性蛲虫的寿命一般为（ ）
   A. 1~2天 B. 1~2周 C. 2~4周 D. 1~2个月 E. 2个月左右

6. 蛔虫的寿命是（ ）
   A. 约1年 B. 约3年 C. 约5年 D. 约10年 E. 10年以上

7. 十二指肠钩虫口囊的特征是（ ）
   A. 背面有两对钩齿 B. 腹侧有两对钩齿 C. 背侧有一对板齿
   D. 腹侧有一对板齿 E. 以上都不是

8. 肉眼鉴别美洲钩虫和十二指肠钩虫的主要依据是（ ）
   A. 虫体大小 B. 口囊中的钩齿或板齿

C. 虫体形态　　D. 口囊和交合伞
E. 阴门位置

9. 对人危害最严重的消化道线虫是（　　）
A. 蛔虫　B. 钩虫　C. 蛲虫　D. 鞭虫　E. 东方毛圆线虫

10. 人误食新鲜粪便污染了的食物可能感染（　　）
A. 蛔虫　B. 钩虫　C. 鞭虫　D. 丝虫　E. 以上都不可能

11. 虫卵从人体排出后不到10h即对人具感染性的寄生虫是（　　）
A. 蛔虫　B. 钩虫　C. 蛲虫　D. 华支睾吸虫　E. 肺吸虫

12. 蛲虫病主要临床症状是（　　）
A. 贫血　B. 侏儒症　C. 肛周瘙痒　D. 异嗜症　E. 脐周腹痛

13. 通过肛门－手－口自身反复感染的寄生虫是（　　）
A. 蛔虫　B. 蛲虫　C. 钩虫　D. 丝虫　E. 鞭虫

14. 夜间检查诊断的寄生虫病有（　　）
A. 蛲虫　B. 疟原虫　C. 鞭虫　D. 丝虫　E. 杜氏利什曼原虫

15. 引起眼部病变的寄生虫是（　　）
A. 旋毛虫　B. 杜氏利什曼原虫　C. 结膜吸吮线虫
D. 钩虫　E. 蓝氏贾第鞭毛虫

16. 丝虫病在流行病学上有意义而又常被忽视的传染源是（　　）
A. 象皮肿病人　B. 鞘膜积液病人
C. 血中有微丝蚴的无症状者　D. 乳糜尿病人
E. 淋巴管炎、淋巴结炎患者

17. 钩虫对人体主要的危害是（　　）
A. 钩蚴性皮炎　B. 钩蚴性肺炎　C. 消化道病变　D. 贫血　E. 异嗜症

18. 下列线虫在人体的主要寄生部位，哪项是错的（　　）
A. 钩虫寄生于小肠上段　B. 鞭虫寄生于回盲部
C. 蛔虫寄生于结肠　D. 马来丝虫寄生在浅部淋巴系统
E. 班氏丝虫寄生在深、浅两组淋巴系统

19. 下列线虫的感染方式哪项是错误的（　　）
A. 丝虫－接触疫水　B. 钩虫－接触疫土
C. 蛔虫－误食感染期卵　D. 旋毛虫－生食或半生食含有旋毛虫囊包的动物肉
E. 蛲虫－食入或吸入感染期卵

20. 下列蠕虫中属于土源性蠕虫的是（　　）
A. 钩虫、丝虫、蛔虫　B. 鞭虫、血吸虫、旋毛虫
C. 姜片虫、肝吸虫、蛲虫　D. 钩虫、蛔虫、鞭虫
E. 丝虫、旋毛虫、姜片虫

21. 对经口感染的寄生虫最简便而有效的预防方法是（　　）
A. 消灭保虫宿主　B. 粪便、水源管理　C. 把好口关
D. 预防服药　E. 以上都不是

B 型题

A. 受精蛔虫卵　B. 未受精蛔虫卵　C. 蛲虫卵　D. 钩虫卵　E. 鞭虫卵

22. 卵壳极薄，无色透明的是（　　）

23. 卵壳厚而透明，外有一层棕黄色蛋白质膜的是（　　）

24. 卵呈腰鼓形两端有塞的是（　　）

25. 卵无色透明，一侧较平，一侧突出的是（　　）

26. 卵壳及蛋白质膜均较薄，卵内可为大小不等的折光颗粒的是（　　）

A. 蛔虫　B. 钩虫　C. 蛲虫　D. 旋毛虫　E. 丝虫

27. 体型最大的线虫是（　　）

28. 体型最小的线虫是（　　）

29. 可引起异嗜症的线虫是（　　）

30. 可造成自身感染的线虫是（　　）

31. 依靠节肢动物传播的线虫是（　　）

A. 蛲虫病　B. 钩虫病　C. 旋毛虫病　D. 丝虫病　E. 蛔虫病

32. 饱和盐水浮聚法适用于诊断（　　）

33. 肛门拭子法适用于诊断（　　）

34. 粪便直接涂片法适用于诊断（　　）

35. 活组织检查适用于诊断（　　）

36. 血液检查适用于诊断（　　）

A. 蛔虫　B. 蛲虫　C. 鞭虫　D. 钩虫　E. 丝虫

37. 存在逆行感染的是（　　）

38. 能分泌抗凝素的是（　　）

39. 可在外周血液中找到病原体的是（　　）

40. 主要感染途径是肛门－手－口的是（　　）

41. 可通过蚊虫叮咬感染的是（　　）

42. 集体生活的儿童感染率最高的寄生虫是（　　）

（四）简答题

1. 试述钩虫寄生导致贫血的原因。

2. 为什么蛔虫病遍布我国且在农村流行更严重？

3. 说出集体生活儿童蛲虫感染率高的原因，并解释为什么城市蛲虫病感染率高于农村？

4. 输血能否传播丝虫病？为什么？

5. 试述旋毛虫对人的致病过程及主要症状。

四、参考答案

（一）名词解释

1. 生物源性蠕虫是指生活史过程中需要中间宿主的蠕虫。

2. 微丝蚴白天不出现于外周血液，集中于肺毛细血管，晚上出现在外周血液中，称夜现周期性。

3. 钩蚴性皮炎是指钩虫感染期幼虫钻入皮肤后形成的局部炎性病变。患者局部皮肤有针刺、烧灼和奇痒感，进而出现充血斑点或丘疹，1～2 天内出现红肿及水泡。若继发感染则形成脓疱，最后经结痂、脱皮而愈。

(二) 填空

1. 寄生的虫数　人体的营养状况　免疫力
2. 丝状蚴　皮肤　小肠　血液　粪便
3. 回盲部
4. 钩虫　丝虫
5. 胆道蛔虫症
6. 感染期卵　口　小肠　粪便

(三) 选择题

1. D　2. A　3. E　4. E　5. C　6. A　7. B　8. C　9. B　10. E　11. C　12. C　13. B　14. D　15. C　16. C　17. D　18. C　19. A　20. D　21. C　22. D　23. A　24. E　25. C　26. B　27. A　28. D　29. B　30. C　31. E　32. B　33. A　34. E　35. C　36. D　37. B　38. D　39. E　40. B　41. E　42. B

五、简答题

1. (1) 成虫咬附在肠黏膜上大量吸血，同时吸进口囊的血流可迅速自消化道排出。

(2) 头腺分泌抗凝集，使伤口处不易凝血，咬附部位不断渗出血液。

(3) 虫体经常更换咬附部位，造成新的损伤，形成许多散在性出血点和溃疡。

(4) 虫体寄生、活动造成肠道损伤渗血，同时也使吸收功能紊乱，加重贫血。

2. 蛔虫产卵量大，每天每条雌虫可产卵 24 万个；生活史简单，不需要中间宿主；经口感染机会多；虫卵对外界环境的抵抗力强；粪便管理不当，人们的生产和生活方式、卫生饮食习惯的不良；蝇及蟑螂等其他某些动物，因吞食或接触粪便及其污染物，可携带虫卵或排出仍然存活的虫卵，从而扩大了散布面，以上均可导致蛔虫病的广泛流行。

蛔虫卵随粪便排出体外后，受精卵必须在具有一定温度、湿度、氧气和荫蔽的泥土中经过一段时间的发育才能变成感染性虫卵。由于农村生产方式与城市不同，人群与感染性虫卵污染的泥土或作物接触的机会较城市人群多，因此农村蛔虫的感染率一般高于城市。

3. 蛲虫生活史简单，虫卵在肛门附近不离开宿主即可迅速发育至感染期虫卵。虫卵除可通过“肛门－手－口”途径而造成自身反复感染外，污染物具或食物上的感染期卵经口吞食而使人受染。有时感染性卵随空气吸入咽下也可使人受染。儿童个人卫生差，比成人更易感染。幼儿园等儿童聚集密切接触的地方，衣、被、食器、玩具等都可能被感染性卵污染而相互感染，造成集体生活的儿童感染率高。

由于城市人口密集，儿童聚集的机构较多，通过相互接触而感染的机会较农村多，因而感染率高于农村。

4. 输血不能传播丝虫病，因为寄生于人体的微丝蚴不具有感染性，微丝蚴必须在适宜的蚊体内经过一段时间的发育，才能变成感染期幼虫。

5. 根据旋毛虫的生活史，将其对人的致病过程分为三期：

（1）侵入期：幼虫和成虫侵入肠黏膜，引起炎症、充血、水肿甚至溃疡。持续约1周。

（2）幼虫移行期：发生在感染后2~6周，幼虫经血液循环移行至全身各器官及侵入横纹肌，而导致严重的危害。

（3）成囊期（恢复期）：寄生横纹肌的幼虫形成囊包的阶段，也是受损的肌细胞逐渐修复的过程。

（许郑林）

第三十一章　吸　虫

一、大纲要求

1. 掌握四种主要吸虫的形态特点及生活史一般特征。
2. 熟悉四种主要吸虫的致病机制、临床表现及检查方法。
3. 了解四种主要吸虫的流行因素和防治原则。

二、知识要点

1. 肝吸虫
   - 形态：见实验指导
   - 生活史
     - 成虫寄生：人、猫、犬、等的肝胆管内
     - 第一中间宿主：豆螺等；第二中间宿主：淡水鱼、虾
     - 感染期：囊蚴
     - 感染方式：经口感染
   - 致病：主要为成虫寄生致病，引起肝吸虫病
   - 病原诊断：粪检虫卵，十二指肠引流法查虫卵

2. 姜片虫
   - 形态：见实验指导
   - 生活史
     - 成虫寄生：人、猪的小肠
     - 中间宿主：扁卷螺
     - 感染期：囊蚴
     - 感染方式：生吃或半生食含有活囊蚴的水生植物或饮生水
   - 致病：主要是成虫寄生致病，引起姜片虫病

3. 肺吸虫
   - 形态：见实验指导
   - 生活史
     - 寄生部位：人、猫、犬、等动物肺内
     - 第一中间宿主：川卷螺；第二中间宿主：溪蟹、蝲蛄等
     - 感染期：囊蚴；感染方式：经口
   - 致病
     - 急性期：主要由童虫移行、游窜引起
     - 慢性期：成虫寄生，可分为脓肿期、囊肿期、纤维瘢痕期

4. 血吸虫
- 形态：见实验指导
- 生活史
  - 成虫寄生肠系膜下静脉内，产出的虫卵沉积于肠壁和肝脏
  - 中间宿主：钉螺
  - 感染期：尾蚴，感染方式：经皮肤主动钻入
- 致病
  - 尾蚴及童虫、成虫、虫卵均可致病，以虫卵致病最严重
  - 临床表现：急性、慢性和晚期血吸虫病

三、复习思考题

（一）名词解释

1. 晚期血吸虫病 2. 雌雄合抱

（二）填空

1. 人体寄生的蠕虫中，虫卵最小的是________，最大的是________。

2. 人是肝吸虫的________，寄生阶段为________，主要引起________，感染阶段为________，感染方式为________。

3. 日本血吸虫雌虫在肠系膜静脉产出的卵主要沉积于________及________；部分可从________排出体外，少数随________沉积在门静脉系统以外的组织或器官。

4. 常见人体吸虫的虫卵中，________虫卵没有卵盖。

（三）选择题

A 型题

1. 华支睾吸虫的主要保虫宿主为（ ）
   A. 纹沼螺 B. 淡水鱼及淡水虾 C. 猫、狗 D. 牛、羊 E. 家禽
2. 布氏姜片虫的中间宿主是（ ）
   A. 纹沼螺 B. 赤豆螺 C. 拟钉螺 D. 扁卷螺 E. 川卷螺
3. 感染肺吸虫是由于（ ）
   A. 食入未煮熟的淡水鱼 B. 生食水红菱、荸荠
   C. 生食或食入未煮熟的溪蟹 D. 食入未煮熟的淡水螺
   E. 吸入感染性虫卵
4. 日本血吸虫致病的主要阶段是（ ）
   A. 尾蚴 B. 童虫 C. 成虫 D. 虫卵 E. 毛蚴
5. 华支睾吸虫主要寄生在（ ）
   A. 十二指肠 B. 结肠 C. 肝内胆管 D. 小肠上段 E. 以上都不是
6. 并殖吸虫的主要致病阶段是（ ）
   A. 虫卵 B. 囊蚴 C. 尾蚴 D. 成虫和童虫 E. 以上都不是
7. 布氏姜片虫最重要的保虫宿主是（ ）
   A. 牛 B. 猪 C. 犬 D. 鼠类 E. 禽类
8. 华支睾吸虫病的主要防治原则是（ ）
   A. 不生食或半生食猪肉 B. 不生食或半生食水生植物
   B. 不生食和半生食蛇、蛙肉 D. 不生食或半生食溪蟹、蝲蛄

E. 不生食或半生食淡水鱼、虾

9. 与其他吸虫比较，肺吸虫成虫的形态特征主要是（　　）

A. 雌雄同体　　B. 有口腹吸盘　　C. 肠管分为两支

D. 卵黄腺在虫体内侧　　E. 生殖器官并列

10. 在痰中可查到的寄生虫虫卵可能是（　　）

A. 卡氏肺孢子虫　B. 卫氏并殖吸虫　C. 斯氏狸殖吸虫　D. 血吸虫　E. 蛔虫

11. 吸虫生活史第一中间宿主多为（　　）

A. 脊椎动物　B. 哺乳动物　C. 淡水鱼类　D. 淡水螺类　E. 以上都不是

B 型题

A. 新鲜虫卵　　B. 感染性虫卵　　C. 尾蚴　　D. 囊蚴　　E. 丝状蚴

12. 血吸虫的感染期是（　　）

13. 华支睾吸虫的感染期是（　　）

14. 卫氏并殖吸虫感染期是（　　）

A. 循环系统　B. 消化系统　C. 泌尿系统　D. 呼吸系统　E. 神经系统

15. 日本血吸虫成虫寄居于终宿主的（　　）

16. 卫氏并殖吸虫成虫寄居于终宿主的（　　）

17. 华支睾吸虫成虫寄居于终宿主的（　　）

18. 布氏姜片吸虫成虫寄居于终宿主的（　　）

A. 经口感染　　B. 经呼吸道感染　　C. 经皮肤感染

D. 接触感染　　E. 虫媒感染

19. 日本血吸虫病的感染方式是（　　）

20. 肝吸虫病的感染方式是（　　）

21. 肺吸虫病的感染方式是（　　）

（四）简答题

1. 华支睾吸虫是如何感染人体的？怎样对其进行预防？

2. 卫氏并殖吸虫的致病机制有哪些？慢性肺吸虫病分为几种临床类型？

3. 简述血吸虫各阶段对人体的致病作用。

四、参考答案

（一）名词解释

1. 晚期血吸虫病是由于病人长期反复感染血吸虫尾蚴而未得到及时治疗所致，临床表现有巨脾、侏儒及腹水三型，常并发上消化道出血、肝昏迷及结肠息肉的癌变，甚至导致病人死亡。

2. 血吸虫雄虫自腹吸盘以下虫体两侧向腹面卷曲形成沟槽状抱雌沟，雌虫常居于抱雌沟内，称雌雄合抱。

（二）填空

1. 肝吸虫卵　姜片虫卵

2. 终宿主　成虫　肝胆病变　囊蚴　经口

3. 肝 肠 粪便 血流

4. 日本血吸虫

（三）选择题

1. C 2. D 3. C 4. D 5. C 6. D 7. B 8. E 9. E 10. B 11. D 12. C 13. D 14. D 15. A 16. D 17. B 18. B 19. C 20. A 21. A

（四）简答题

1. 人因生食或半生食含有华支睾吸虫感染阶段囊蚴的淡水鱼虾而感染。预防肝吸虫感染首先应作好卫生宣传教育工作，提高人们对华支睾吸虫病传播途径的认识。因此改变烹饪方法和生食或半生食淡水鱼虾的饮食习惯，不混用切生、熟食砧板及器皿，勿口含活鱼嬉戏等是预防感染的关键。

2. 卫氏并殖吸虫的致病主要由于童虫和成虫在人体组织与器官内移行、寄生造成的机械性损伤，及其代谢产物引起的免疫病理反应。肺吸虫病慢性期病变常累及多个器官，故症状较复杂。临床根据损伤部位可以分成以下几种类型：①胸肺型；②脑脊髓型；③腹型；④肝型。

3. （1）尾蚴及童虫所致的损害：尾蚴性皮炎：局部刺痛、丘疹、瘙痒；童虫移行：发热、咳嗽、嗜酸性粒细胞增高等。

（2）成虫所致的损害：机械性刺激可引起静脉内膜炎。

（3）虫卵所致的损害：沉着在肝、肠壁引起虫卵肉芽肿。

（4）循环抗原及免疫复合物损害：如肾小球肾炎。

（5）异位寄生损害：寄生于脑和肺等引起异位血吸虫病。

（许郑林）

第三十二章 绦虫

一、大纲要求

1. 掌握猪带绦虫和牛带绦虫成虫、囊尾蚴及虫卵的形态和生活史特点。
2. 掌握猪带绦虫和牛带绦虫成虫及猪囊尾蚴致病机制、流行及防治原则。
3. 了解绦虫其他虫种所致疾病的诊断、流行及防治原则。

二、知识要点

1. 猪带绦虫形态：见实验指导

生活史
- 人是终宿主，成虫寄生小肠，食入囊尾蚴而感染，中间宿主是猪
- 人也可作为中间宿主，误食虫卵而感染，囊尾蚴寄生于人体各处

致病
- 成虫：引起猪带绦虫病，主要为消化系统症状
- 幼虫
  - 致病机制：主要是压迫、占位和化学刺激，引起囊虫病
  - 危害程度：取决于寄生部位、数量及宿主反应
  - 临床分型：皮下及肌肉囊虫病、脑囊虫病、眼囊虫病等
  - 感染虫卵的方式：自体内重复感染、自体外重复感染、异体感染

诊断{绦虫病：询问病史：有无排节片史、吃生猪肉史，粪检查节片、虫卵
囊虫病：活检、影像学检查、免疫学检查

流行因素：养猪方式不当（粪便污染）、食猪肉或烹调方式不当等

防治原则：结合“驱、管、检”综合措施

2. 牛带绦虫　本虫在形态、生活史、致病等方面与猪带绦虫很相似，其特点：

形态：见实验指导
生活史：人只作为终宿主，中间宿主是牛
致病：牛带绦虫病，无囊尾蚴病
诊断：用肛门拭子法诊断更易，因牛带绦虫孕节活动明显，主动从肛门逸出
流行因素：养牛方式不当、食牛肉或烹调方式不当等
防治原则：结合“驱、管、检”综合措施

3. 细粒棘球绦虫

形态：见实验指导
生活史：人作为中间宿主，感染期是虫卵，虫卵发育成棘球蚴而致病
致病{以机械性压迫、占位病变为主，其次是超敏反应引起的症状
严重程度与棘球蚴体积、数量、寄生时间、部位相关
人体最常见的寄生部位为肝脏、肺、腹腔
棘球蚴破裂可引起继发感染、过敏反应、腹膜炎等
防治原则：卫生宣教，加强对病畜内脏的处理和管理，家犬驱虫，手术治疗为主

三、复习思考题

（一）名词解释

1. 自体内重复感染　2. 棘球蚴砂

（二）填空

1. 猪带绦虫孕节的子宫分支每侧为________支，而牛带绦虫为________支。
2. 人体患囊尾蚴病的感染方式有________、________和________等三种方式。
3. 人误食猪带绦虫卵及细粒棘球绦虫卵可患________和________病。

（三）选择题

A 型题

1. 下列哪项不能鉴别带绦虫的虫种（　　）
   A. 头节　B. 成节　C. 孕节　D. 虫卵　E. 囊尾蚴
2. 人患囊尾蚴病的原因是误食（　　）
   A. 裂头蚴　B. 猪带绦虫卵　C. 猪囊尾蚴　D. 牛带绦虫卵　E. 牛囊尾蚴
3. 可以不经过中间宿主而完成生活史的绦虫是（　　）
   A. 猪带绦虫　B. 包生绦虫　C. 微小膜壳绦虫
   D. 缩小膜壳绦虫　E. 牛带绦虫
4. 哪种绦虫的成虫不寄生于人体内（　　）
   A. 包生绦虫　B. 阔节裂头绦虫　C. 牛带绦虫
   D. 猪带绦虫　E. 缩小膜壳绦虫
5. 猪是猪带绦虫的（　　）

A. 中间宿主 B. 终宿主 C. 保虫宿主 D. 转续宿主 E. 终宿主和中间宿主

6. 肠道带绦虫病经驱虫治疗后，确定疗效的方法是（ ）

A. 肉眼可见粪便中有大量节片 B. 肉眼可见粪便中有链体

C. 肛门拭子法查卵为阴性 D. 找到头节

E. 症状消失

7. 细粒棘球绦虫对人体的感染阶段是（ ）

A. 细粒棘球绦虫卵 B. 棘球蚴 C. 囊尾蚴 D. 原尾蚴 E. 似囊尾蚴

8. 猪带绦虫对人的主要危害是（ ）

A. 虫体吸收大量营养 B. 虫体代谢产物的毒素作用

C. 头节上小钩和吸盘的刺激作用 D. 囊尾蚴寄生组织的破坏作用

E. 虫卵和节片的破坏作用

B 型题

A. 吸盘 4 个 B. 吸槽 2 个 C. 吸盘 4 个和两排小钩

D. 吸盘 4 个和一排小钩 E. 吸盘 2 个和一排小钩

9. 牛带绦虫的头节上具有（ ）

10. 猪带绦虫的头节上具有（ ）

A. 囊尾蚴病 B. 棘球蚴病 C. 裂头蚴病

D. 缩小膜壳绦虫病 E. 牛带绦虫病

11. 误食牛肉中的囊尾蚴可引起（ ）

12. 伤口敷生蛙肉可引起（ ）

13. 猪带绦虫患者自体内感染可引起（ ）

（四）简答题

1. 为什么猪带绦虫幼虫在人体寄生造成的危害较成虫大?
2. 猪带绦虫对人的危害程度大于牛带绦虫，原因是什么?
3. 用药驱除带绦虫后，为什么要检查有无头节?

四、参考答案

（一）名词解释

1. 自体内感染是猪囊尾蚴病的感染方式之一，绦虫病患者反胃、呕吐时，肠道的逆蠕动将孕节反入胃中引起感染。

2. 细粒棘球绦虫幼虫棘球蚴内的原头蚴、生发囊和子囊可从胚层上脱落，悬浮在囊液中，称为棘球蚴砂。

（二）填空

1. 7 ~ 13 15 ~ 30
2. 自体内感染 自体外感染 异体感染
3. 猪囊尾蚴（囊虫）病 棘球蚴（包虫）病

（三）选择题

1. D 2. B 3. C 4. A 5. A 6. D 7. A 8. D 9. A 10. C 11. E 12. C

13. A

（四）简答题

1. 原因是：①绦虫成虫寄生于人体肠道，对宿主危害不严重。②绦虫幼虫（囊尾蚴）寄生于人体的组织及器官，可引起严重后果。

2. 原因是：①猪带绦虫和牛带绦虫成虫寄生于肠道，致病力一般不强。②猪带绦虫幼虫寄生于人体可引起严重后果，牛带绦虫幼虫期不寄生于人体。

3. 虽然带绦虫链体断落，大段链体排出人体外，但紧接头节的颈部具有生发的功能，是生长链体的关键部位，2～3个月即可发育为成虫，所以要检查有无头节确定疗效。

（王　蕾）

第三十三章　阿米巴

一、大纲要求

1. 掌握溶组织内阿米巴的形态、生活史及致病机制。
2. 熟悉溶组织内阿米巴检查方法、流行与防治原则。

二、知识要点

1. 原虫：单细胞真核动物，由胞膜、胞质和胞核组成
2. 溶组织内阿米巴

（1）形态（见实验指导）
- 大滋养体
- 小滋养体（共栖型）
- 不成熟包囊
- 成熟包囊

（2）生活史
- 基本生活史是：包囊→小滋养体→包囊
- 感染期：四核包囊
- 感染方式：经口感染
- 致病阶段：大滋养体
- 有肠外阿米巴感染

（3）致病
- 带虫者：占90%
- 阿米巴病痢疾：结肠有口小底大的的烧瓶形溃疡
- 肠外阿米巴病：肝脓肿、肺脓肿、脑脓肿等

（4）诊断
- 粪检
  - 急性阿米巴病
    - 生理盐水涂片查大滋养体
    - 粪便标本送检时应注意：新鲜、保温、及时、挑取脓血便部分，勿让化学试剂、尿液等污染
  - 慢性阿米巴病：碘液染色法查包囊，注意间歇排囊
- 人工培养、组织检查、免疫诊断

(5) 流行因素
- 排包囊量大，慢性患者与带虫者是重要的传染源
- 包囊对外界环境的抵抗力强
- 饮食习惯不当，个人卫生、环境卫生不良等
- 蝇、蟑螂等可机械携带包囊而传播
- 人对阿米巴易感

3. 结肠内阿米巴：人体最常见的非致病性阿米巴，感染率高于溶组织内阿米巴，检查发现结肠内阿米巴时有必要继续寻找痢疾阿米巴。

三、复习思考题

(一) 名词解释

1. 包囊 2. 阿米巴肝脓肿

(二) 填空

1. 急性阿米巴痢疾患者粪便中只能查到________，有便秘习惯的带虫者粪便中只能查到________，肠外阿米巴病病灶抽出物中只能查到________。

2. 溶组织内阿米巴滋养体繁殖方式为________。

3. 溶组织内阿米巴对人体具有感染性的阶段是________。

(三) 选择题

A 型题

1. 急性阿米巴病最常见的病原诊断方法是（　　）
   A. 生活盐水涂片找粪便内活动的大滋养体
   B. 生活盐水涂片找粪便内包囊
   C. 血清学检查
   D. 组织切片检查
   E. 乙状结肠镜检查

2. 溶组织内阿米巴致病阶段为（　　）
   A. 包囊期　B. 小滋养体期　C. 大滋养体期
   D. 大小滋养体　E. 滋养体及包囊

3. 阿米巴痢疾的主要传染源来自（　　）
   A. 急性阿米巴痢疾患者　B. 慢性阿米巴痢疾患者
   C. 无症状带虫者　D. 阿米巴肝脓肿者
   E. 动物宿主

4. 原虫为（　　）
   A. 单细胞原核动物　B. 多细胞原核动物　C. 单细胞真核动物
   D. 多细胞真核动物　E. 单细胞植物

5. 肠外阿米巴病最常累及的器官是（　　）
   A. 肺　B. 胰腺　C. 脑　D. 肝脏　E. 皮肤

6. 溶组织内阿米巴的生活史基本过程是（　　）
   A. 双核包囊－滋养体－双核包囊　B. 单核包囊－滋养体－单核包囊
   C. 双核包囊－滋养体－单核包囊　D. 四核包囊－小滋养体－四核包囊

E. 双核包囊 – 小滋养体 – 四核包囊

B 型题

A. 包囊前期　B. 大滋养体　C. 小滋养体　D. 大小滋养体　E. 包囊

7. 溶组织内阿米巴感染过程中在成形粪便中可查到（　　）

8. 溶组织内阿米巴感染过程中脓血粪便中可查到（　　）

9. 溶组织内阿米巴具有传染性的是（　　）

（四）简答题

1. 叙述痢疾阿米巴对人的致病性。

2. 简述溶组织内阿米巴病的流行因素。

3. 叙述急性阿米巴痢疾常用的病原学诊断方法及注意事项。

四、参考答案

（一）名词解释

1. 包囊是传播、感染阶段，虫体静止不活动、不摄食，抵抗力强。

2. 阿米巴肝脓肿是一种最常见的肠外阿米巴病，主要是由于肠道病灶中的滋养体经血液到达肝脏所致，病人表现肝肿大、肝区疼痛、体重下降等。

（二）填空

1. 大滋养体　包囊　大滋养体

2. 二分裂法

3. 四核包囊

（三）选择题

1. A　2. C　3. C　4. C　5. D　6. D　7. E　8. B　9. E

（四）简答题

1. 痢疾阿米巴病主要病变发生在结肠，表现为阿米巴性结肠炎，引起急性阿米巴痢疾，也可发展为肠外阿米巴病，如阿米巴肝脓肿、阿米巴肺脓肿、阿米巴脑脓肿等。

2. 流行因素

（1）慢性患者与带虫者每日排包囊量大，大于 5000 万个，带虫者是重要的传染源。

（2）包囊对外界环境的抵抗力强。

（3）食物、水源污染，易经口食入感染，4 核包囊是感染期。

（4）蝇、蟑螂等可机械携带包囊而传播。

（5）人对阿米巴易感。

3. 检查方法：挑取少许病人的黏液脓血便，用生理盐水涂片法检查活动的滋养体，如发现吞噬红细胞的大滋养体，即可确诊。检查时应注意送检粪便必须新鲜、及时并注意保温；取材容器必须洁净，瓶内如有化学药品或粪尿相混，都会影响滋养体的活力，甚至死亡；在药物治疗前采集标本。

（王　蕾）

第三十四章 鞭毛虫

一、大纲要求

1. 掌握阴道毛滴虫、蓝氏贾第鞭毛虫的形态、生活史要点及致病机制。
2. 熟悉阴道毛滴虫、蓝氏贾第鞭毛虫的检查方法、流行因素和防治原则。
3. 了解杜氏利什曼原虫的致病、检查、流行因素及防治原则。

二、知识要点

1. 蓝氏贾第鞭毛虫

（1）形态：滋养体、包囊（见实验指导）。

（2）生活史
- 滋养体：寄生于人的小肠及胆囊
- 感染期：四核包囊
- 感染途径：经口

（3）致病
- 肠炎：腹痛、腹泻（尤其旅游性腹泻）
- 胆囊炎、胆管炎：上腹疼痛、肝肿大、脂肪代谢障碍等

（4）诊断：病原检查有粪检、十二指肠液引流检查虫体。

（5）流行因素
- 传染源：粪中带有包囊的病人和带虫者
- 传播途径：经口食入带包囊的水或食物，昆虫可携带包囊污染食物
- 易感人群：人群均易感

（6）防治：治疗病人和带虫者，注意饮食卫生，粪便管理，保护水源，消灭蝇、蟑螂等。

2. 阴道毛滴虫

（1）形态：滋养体（见实验指导）。

（2）生活史
- 生活史：简单，只有滋养体期，无性二分裂法繁殖
- 滋养体：既是感染期又是致病阶段；
- 感染方式：直接或间接接触
- 寄生部位：女性阴道、尿道；男性尿道、前列腺等

（3）致病
- 阴道毛滴虫的致病力随虫株及宿主生理状态而变化
- 滴虫性阴道炎、尿道炎、前列腺炎等

（4）诊断：取阴道分泌物或尿液、前列腺液镜检，观察活滴虫，或经涂片染色镜检。

（5）流行因素
- 传染源：患者或带虫者
- 传播方式：直接传播（不洁性生活）、间接传播（公共浴池、浴具、泳衣、马桶等）
- 滋养体在外界环境中抵抗力较大、人们卫生意识差等

（6）防治原则：治疗患者和带虫者；注意个人卫生和经期卫生。

三、复习思考题

（一）名词解释

1. 阴道自净作用　　2. 鞭毛虫

（二）填空题

1. 引起旅游性腹泻的常见寄生虫是________。

2. 蓝氏贾第鞭毛虫对人体具有感染性的阶段是________。

3. 杜氏利什曼原虫鞭毛体寄生于________，杜氏利什曼原虫无鞭毛体寄生于________。

（三）选择题

A 型题

1. 生活史中没有包囊阶段的原虫是（　　）
   A. 蓝氏贾第鞭毛虫　B. 溶组织内阿米巴　C. 结肠内阿米巴
   D. 阴道毛滴虫　E. 痢疾阿米巴

2. 蓝氏贾第鞭毛虫主要寄生于宿主的（　　）
   A. 胆囊　B. 十二指肠　C. 结肠　D. 回盲部　E. 胰腺

3. 阴道毛滴虫寄生部位最常见于（　　）
   A. 女性消化道　B. 女性阴道　C. 男性生殖道　D. 女性泌尿道　E. 男性尿道

4. 阴道毛滴虫的传播途径是（　　）
   A. 血液传播　B. 经水传播　C. 经食物传播
   D. 直接和间接传播　E. 昆虫叮咬

5. 阴道毛滴虫干扰阴道“自净作用”的机制是（　　）
   A. 原虫侵入阴道上皮　B. 原虫溶解阴道上皮
   C. 妨碍乳酸杆菌的糖原酵解作用　D. 增强乳酸杆菌糖原酵解作用
   E. 机械性刺激和化学毒素作用

B 型题

A. 经呼吸道　B. 经口　C. 经破损皮肤或黏膜
D. 经虫媒传播　E. 经接触传播

6. 蓝氏贾第鞭毛虫感染人体的主要方式是（　　）

7. 阴道毛滴虫感染人体的主要方式是（　　）

8. 杜氏利什曼原虫感染人体的主要方式是（　　）

（四）简答题

1. 试述蓝氏贾第鞭毛虫的致病作用。

2. 简述滴虫性阴道炎的发病机制。

3. 简述杜氏利什曼原虫主要引起人体哪些器官病变及主要临床表现。

四、参考答案

（一）名词解释

1. 正常情况下，健康女性的阴道内，因乳酸杆菌的酵解糖原作用而保持 pH3.8～4.4 的酸性环境，可抑制虫体或其他细菌生长繁殖，称为阴道的自净作用。

2. 鞭毛虫是以鞭毛作为运动细胞器的原虫。

（二）填空题

1. 蓝氏贾第鞭毛虫

2. 包囊

3. 白蛉 人体

（三）选择题

1. D 2. B 3. B 4. D 5. C 6. B 7. E 8. D

（四）简答题

1. 滋养体大量繁殖覆盖肠黏膜，破坏消化吸收功能，出现腹痛、腹泻、腹胀、呕吐及厌食等，引起以腹泻为主的消化不良综合征。寄生胆道可引起胆管炎、胆囊炎等。

2. 阴道毛滴虫寄生在阴道引起滴虫性阴道炎，发病机制主要有：

（1）虫体本身的毒力，机械运动及产生毒素作用，破坏阴道上皮细胞或致其脱落。

（2）滴虫消耗糖原，阻碍乳酸菌的酵解，使阴道 pH 由酸性转变为碱性或中性，破坏阴道自净作用，从而有利于细菌生长繁殖，导致阴道的炎症。

3. 主要是脾、肝、淋巴结、骨髓等。表现肝、脾、淋巴结肿大，引起贫血、发热、继发感染，鼻出血、齿龈出血等。

（田 毅）

第三十五章 孢子虫

一、大纲要求

1. 掌握间日疟原虫的形态、生活史及致病要点。

2. 熟悉疟原虫的检查方法、流行因素及防治原则。

3. 了解弓形虫的致病要点、流行因素及防治原则。

二、知识要点

1. 间日疟原虫

（1）红内期形态（见实验指导）
- 早期滋养体（环状体）
- 晚期滋养体（大滋养体）
- 裂殖体
  - 未成熟的裂殖体
  - 成熟裂殖体
- 配子体
  - 雌配子体
  - 雄配子体

（2）生活史
- 生活史需二个宿主：人是中间宿主，按蚊为终宿主
- 疟原虫的发育：分红内期和红外期发育
- 感染阶段：子孢子，有速发型子孢子和迟发型子孢子
- 感染方式：雌性按蚊叮咬人吸血时，子孢子经皮肤感染；也可经输血等感染

（3）致病
- 潜伏期：疟原虫侵入人体到出现疟疾发作期间
- 发作
  - 典型表现：周期性的寒战、高热和出汗退热三个连续阶段
  - 原因：疟原虫红细胞内期裂体增殖胀破红细胞所致
  - 时间：与红细胞内期裂体增殖周期一致，间日疟 48h 一次
- 再燃：残存于血中的原虫所致
- 复发：由肝细胞内的迟发型子孢子所致
- 表现：贫血、脾肿大、肝肿大、凶险型疟疾、疟性肾病等

（4）诊断
- 病史和流行病学
- 病原学检查：薄血膜法、厚血膜法。发作后数小时至 10 余小时采血
- 其他诊断法：免疫学方法、PCR 法及 DNA 探针法

（5）流行环节
- 传染源：外周血中有配子体的患者和带虫者
- 传播媒介：中华按蚊、嗜人按蚊等
- 易感人群：普遍易感，在高疟区儿童和外来无免疫力的人群最易感染

三、复习思考题

（一）名词解释

1. 疟疾再燃　2. 休眠子　3. 疟疾潜伏期

（二）填空题

1. 疟原虫在人体内进行________增殖，在按蚊体内进行________生殖和________增殖。

2. 经输血可传播的原虫有________及________。

（三）选择题

A 型题

1. 血检间日疟原虫患者，采血时间宜于（　　）
   A. 发作后一周　B. 发作后数小时至 10 余 h　C. 发作期间
   D. 发作后 72h　E. 发作后 48h
2. 人体弓形虫病的重要传染源是（　　）
   A. 病人　B. 病畜　C. 隐性感染者　D. 急性弓形虫病患者　E. 艾滋病患者
3. 人体先天性弓形虫病多表现为（　　）
   A. 急性感染　B. 隐性感染　C. 进行性感染　D. 弓形虫脑病　E. 畸形胎儿
4. 疟疾再燃的原因是（　　）
   A. 迟发型子孢子　B. 速发型子孢子　C. 残存的红外期原虫
   D. 残存的红内期原虫　E. 新近再感染
5. 疟疾的主要传染源为（　　）
   A. 体内有裂殖体的现症患者和带虫者
   B. 体内有环状体的现症患者和带虫者
   C. 体内有子孢子的现症患者和带虫者
   D. 体内有滋养体的现症患者和带虫者
   E. 体内有配子体的现症患者和带虫者

B 型题

A. 卵囊　　B. 子孢子　　C. 配子体

D. 红细胞内裂体增殖期　　E. 肝细胞内迟发型子孢子

6. 疟原虫感染人体的阶段为（　　）
7. 疟原虫引起发作的阶段为（　　）
8. 与间日疟复发有关的阶段为（　　）
9. 疟原虫作为传染源的阶段为（　　）

A. 中间宿主　　B. 终宿主　　C. 转续宿主

D. 保虫宿主　　E. 中间宿主及终宿主

10. 蚊是间日疟原虫的（　　）
11. 人是间日疟原虫的（　　）

（四）简答题

1. 疟疾典型发作的特点是什么？发作原因是什么？疟疾发作的周期性与疟原虫在人体内的发育有何关系？

2. 什么是机会致病原虫？

3. 为什么间日疟原虫治疗时要注意杀灭红外期疟原虫？

四、参考答案

（一）名词解释

1. 疟疾再燃系指疟疾病人停止发作后，患者若无再感染，仅由于血中残存的少量红内期疟原虫在一定条件下重新大量繁殖又引起的疟疾发作。

2. 间日疟原虫迟发型子孢子侵入肝细胞后发育缓慢，经不同时间的休眠期后，再发育为裂殖体并继续分裂为裂殖子，进入外周血流，休眠期的疟原虫为休眠子。

3. 由子孢子侵入人体到疟疾发作前这段时间。包括子孢子侵入肝细胞、红外期发育成熟和数代红内期裂体增殖所需的时间。

（二）填空题

1. 无性　有性　孢子

2. 疟原虫　弓形虫

（三）选择题

1. B　2. B　3. E　4. D　5. E　6. B　7. D　8. E　9. C　10. B　11. A

（四）简答题

1.（1）发作的特点：症状典型，发冷（寒战）－发热－出汗退热三个阶段呈现周期性。

（2）发作原因：红内期成熟的裂殖体胀破红细胞后散出的裂殖子、多种代谢物、破碎的红细胞等异性蛋白刺激体温调节中枢引起周期性的发冷发热。

（3）疟疾周期发作与疟原虫寄生于红细胞内进行红内期裂体增殖发育周期的时间有关。

2. 某些原虫感染人体后，机体既没有临床表现，又不易用常规方法检获病原体，成为隐性感染。当机体抵抗力下降或免疫功能缺陷时，寄生原虫的增殖力和致病力大大增强，出现明显的临床症状及体征，严重者可致死，这类原虫被称为机会致病原虫。

3. 因红外期间日疟原虫迟发型子孢子在一定时候可继续在肝内繁殖，又进入血液，可再次产生疟疾发作（复发），所以在间日疟原虫治疗时，在控制症状和防止传播的同时，必须注意杀灭红外期间日疟原虫以防复发。

（田　毅）

第三十六章　医学节肢动物

一、大纲要求

1. 掌握医学节肢动物的概念、特征、发育与变态和对人类的危害。
2. 熟悉蝇、蚤、虱、蠕形螨、疥螨与疾病的关系。

二、知识要点

1. 概论
- 定义：可直接或间接地危害人类健康的节肢动物
- 特征：虫体左右对称；身体和附肢分节并成对；体表骨骼化等
- 重要虫种：昆虫纲如蚊、蝇、蚤、虱等；蛛形纲如蜱、螨、蜘蛛、蝎等
- 危害
  - 直接危害：骚扰和吸血、螫刺和毒害、过敏反应和寄生
  - 间接危害：指节肢动物传播疾病，节肢动物传播的疾病称为虫媒病
- 传播疾病方式
  - 机械性传病：病原体在形态数量上均未发生变化
  - 生物性传病：病原体在节肢动物体内经历发育、增殖等阶段
- 发育与变态
  - 完全变态：卵、幼虫、蛹、成虫。在形态和生活习性上各不相同
  - 不完全变态：卵、幼虫（若虫）、成虫。幼虫与成虫形态、习性相似
- 节肢动物的防治：环境防治、化学防治、生物防治、物理防治、遗传防治

2. 昆虫纲
- 特征：成虫分头、胸、腹三部分，头上有触角一对，胸部有足3对
- 蚊
  - 蚊属全变态昆虫
  - 雄蚊不吸血，而雌蚊吸血与产卵有关。不同蚊种吸血对象不同
  - 与疾病的关系：传播丝虫病、疟疾、乙型脑炎、登革热等
- 蝇
  - 蝇为全变态昆虫
  - 蝇的孳生地、食性和特有的形态结构，使成蝇可粘附大量病原体，而成为重要的传病媒介
  - 危害
    - 直接危害：骚扰、吸血、寄生（眼、皮肤、腔道等蝇蛆症）
    - 传播疾病：机械性传播是蝇主要的传播疾病方式
- 蚤
  - 蚤是全变态昆虫
  - 蚤两性均吸血，宿主范围广，宿主选择性不严格，与传播疾病有关
  - 危害：吸血、骚扰、寄生、传播疾病（鼠疫、鼠型斑疹伤寒等）

3. 蛛形纲
- 特征
  - 分头胸及腹或头胸腹融合一体；无触角、翅；成虫4对足，幼虫3对足
  - 生活史发育：卵→幼虫→若虫→成虫
  - 传播人兽共患病，既是传播媒介，又是贮存宿主
- 蜱的危害
  - 直接危害：叮咬：充血、水肿、急性炎症反应、蜱瘫痪
  - 传播疾病：森林脑炎、新疆出血热、蜱媒回归热等
- 疥螨：人体皮肤角质层内的一种永久性寄生螨，引起疥疮
- 蠕形螨：寄生部位以头面部为主，鼻部为甚，引起局部皮损

三、复习思考题

（一）名词解释

1. 医学节肢动物　2. 虫媒病　3. 生物性传播

（二）填空题

1. 节肢动物全变态的发育过程分为________、________、________和________。
2. 节肢动物对人类的危害包括________和________两大方面。
3. 鼠疫的病原体是________，它是在________叮人吸血时传播给人体的。
4. 森林脑炎的传播媒介是________。
5. 恙螨营寄生生活的时期是________，它刺吸宿主时可传播________病。
6. 在人体寄生的蠕形螨包括________和________两种，感染人体的方式是________和________。
7. 疥螨寄生人体引起________，感染人体的方式是________和________。

（三）选择题

A型题

1. 节肢动物对人类危害最严重的是（　　）
   A. 刺叮吸血　B. 直接寄生人体内　C. 作为传病媒介
   D. 毒害　E. 作为过敏原
2. 传播黑热病的媒介是（　　）
   A. 库蚊　B. 按蚊　C. 伊蚊　D. 绿蝇　E. 白蛉
3. 虫媒病是指（　　）
   A. 蚊、蝇、蚤及白蛉等双翅目昆虫传播的疾病
   B. 蜱传播的疾病
   C. 医学节肢动物传播的疾病
   D. 虱、蜚蠊传播的疾病
   E. 蠕形螨、疥螨 传播的疾病
4. 蝇类主要传播的疾病（　　）
   A. 消化疾病的传染病　B. 呼吸道的传染病
   C. 眼的传染病　D. 皮肤传染病
   E. 神经系统的传染病
5. 蝇类传病的主要途径（　　）
   A. 污染食物（包括水源）经口　B. 刺叮吸血

C. 经伤口　　D. 经皮肤
E. 经呼吸系统

6. 能寄生消化道的医学节肢动物是（　　）
A. 疥螨　B. 蠕形螨　C. 蚤　D. 虱　E. 蝇蛆

7. 不完全变态的昆虫是（　　）
A. 蚊　B. 蝇　C. 蚤　D. 虱　E. 白蛉

8. 下列哪类节肢动物可传播结膜吸吮线虫（　　）
A. 蚊　B. 蝇　C. 蚤　D. 虱　E. 蠕形螨

（四）简答题

1. 简述蝇的形态和生态的哪些特点与其机械性传播疾病有关?
2. 试述医学节肢动物对人的危害。

四、参考答案

（一）名词解释

1. 凡是危害人类健康、与医学有关的节肢动物称医学节肢动物。
2. 由医学节肢动物传播的疾病称虫媒病。
3. 病原体必须在有关病媒节肢动物体内经历繁殖和（或）发育到感染阶段后才能传播给新宿主，称生物性传播。

（二）填空题

1. 卵　幼虫　蛹　成虫
2. 直接危害　间接危害
3. 鼠疫杆菌　蚤
4. 蜱
5. 幼虫　恙虫
6. 毛囊蠕形螨　皮脂蠕形螨　直接接触　间接接触
7. 疥疮　直接接触　间接接触

（三）选择题

1. C　2. E　3. C　4. A　5. A　6. E　7. D　8. B

（四）简答题

1. 蝇的全身多毛扩大了携带面积；腿上有爪垫爪间突可分泌黏液；边食边吐边拉屎的习性；取食频繁，喜在污物与人的食物间来回寻食。

2. 直接危害：吸血、刺叮骚扰、寄生、毒害、过敏反应；间接危害：机械性传播疾病、生物性传播疾病。

（田　毅）

附录　常用培养基、试剂的配制方法

（一）常用培养基

1. 肉汤培养基

（1）成分：牛肉膏3~5g，蛋白胨10g，氯化钠5g，蒸馏水1000ml。

（2）制法：于1000ml水中加入上述成分，混合加热溶解，调整pH至7.4~7.6，分装，高压灭菌（121.3℃、15~30min）后备用。

（3）用途：供一般细菌培养用。

2. 普通琼脂培养基

（1）成分：同肉汤培养基，另加琼脂2%~3%。

（2）制法：每100ml肉汤培养基中加入2~3g琼脂，加热溶化，过滤，分装于烧瓶或试管中。高压灭菌后，待肉汤琼脂冷至50~60℃时，以无菌操作倾入灭菌的空培养皿，冷凝后即成琼脂平板；或趁热将试管倾置，冷凝后成琼脂斜面。

（3）用途：前者用于分离细菌，后者用于增殖或保存菌种。

3. 半固体培养基　每100ml肉汤培养基中加入0.3~0.5g琼脂制成。用于保存菌种或观察细菌动力。

4. 血琼脂培养基（血平板）

（1）成分：肉汤琼脂100ml，脱纤维羊血（兔或马血）5~10ml。

（2）制法：将灭菌的肉汤琼脂加热溶化，待冷至45~50℃，加入脱纤维血液，轻轻混匀，不要发生气泡，倾注灭菌平皿，凝固后，经无菌试验，冷藏，备用。

（3）用途：供培养链球菌、肺炎链球菌等营养要求较高的细菌用。

5. 单糖发酵管

（1）成分：蛋白胨1g，0.5~1g琼脂，糖类1g，1.6%溴甲酚紫乙醇溶液0.1ml，水100ml。

（2）制法：取蛋白胨水100ml，加入0.5~1g琼脂，加热融化，调pH至7.6，加入所用糖类1g，混匀，再加1.6%溴甲酚紫乙醇溶液0.1ml混匀，分装10mm×100mm试管，每管2~3ml，干棉塞上涂颜色以做标记后，经8磅15min高压灭菌备用。

（3）用途：用于检测细菌对各种糖的发酵能力。

6. 蛋白胨培养基

（1）成分：蛋白胨10g，蒸馏水1000ml，氯化钠5g。

（2）制法：将蛋白胨10g、氯化钠5g溶于1000ml蒸馏水中，调PH至7.6，15磅高压灭菌20min。

（3）用途：供靛基质试验用。

7. 醋酸铅培养基

（1）成分：肉汤液琼脂100ml，硫代硫酸钠0.25g，10%醋酸铅溶液1ml。

（2）制法：加热融化肉汤琼脂100ml，加入硫代硫酸钠0.25g，混合后，15磅高压灭菌 20min，待冷却至 45℃，以无菌操作加入经间歇灭菌的 10% 醋酸铅溶液 1ml，分装直立静置待凝固。

（3）用途：供硫化氢生成试验用。

8. 双糖铁培养基

（1）成分：①上层：蛋白胨 20g，琼脂 15g，乳糖 10g，氯化钠 5g，蒸馏水 1000ml，0.4% 酚红 6ml，硫代硫酸钠 0.2g，硫酸亚铁 0.2g。②下层：蛋白胨 20g，琼脂 5g，葡萄糖 1～2g，氯化钠 5g，水 1 000ml，0.4% 酚红 6ml。

（2）制法：①下层：除葡萄糖与指示剂外，其他成分混匀于水中，加热溶解，矫正 pH7.6，再加入葡萄糖与酚红混匀，分装于 12mm×100mm 的试管内，每管 1.5ml，8 磅 15min 灭菌，趁热直立待凝固后用；②上层：除乳糖及指示剂外，其他成分混匀于水中，加热溶解，矫正 PH7.6，再加入乳糖与指示剂，充分混匀，10 磅 10min 灭菌，趁热取出，并以无菌手续分装于已凝固的底层上，立即置成斜面，斜面下方应留约 1cm 的直立段，勿使底层露出表面。

（3）用途：供肠道致病菌的鉴定使用。

9. 伊红美蓝（EMB）培养基

（1）成分：2% 无糖琼脂 100ml，2% 伊红 Y 水溶液 2ml，0.5% 美蓝水溶液 1ml，乳糖 1g pH7.6。

（2）制法：在无糖琼脂中加入乳糖，加热溶化，冷至 50℃。加入经高压灭菌的伊红和美蓝水溶液，摇匀后倾注平板。

（3）用途：供肠道杆菌的分离鉴定用。

10. SS－琼脂培养基

（1）成分：牛肉膏 5g，枸缘酸铁 1g，蛋白胨 5g，1g/L 煌绿溶液 0.33 ml，乳糖 10g，中性红 25g，胆盐 8.5g，琼脂 13.5g，枸橼酸钠 8.5g，蒸馏水 1000ml，硫代硫酸钠 8.5g。

（2）制法：①加热溶解琼脂、牛肉膏于蒸馏水中，再用 2～3 层纱布过滤。②除中性红、煌绿外，其余成分加入已过滤的琼脂内，摇匀溶解，稍微加热。③调整 pH7.2，加入中性红、煌绿溶液摇匀，再煮沸 5min（无需高压灭菌）。④待冷至 50℃ 左右，倾注平皿。

（3）用途：供分离肠道致病菌沙门菌属和志贺菌属用。

（二）常用染色液

1. 革兰染色液

（1）结晶紫染液：结晶紫 14g 溶于 95% 乙醇 100ml 中，制成结晶紫乙醇饱和液。取此饱和液 20ml 与 1% 草酸铵水溶液 80ml 混合即成。供革兰染色初染用。

（2）卢戈碘液：先将碘化钾 2g 于 10ml 蒸馏水中溶解，然后加碘片 1g 使其全溶解，最后再加蒸馏水 300ml。供革兰染色媒染用。

（3）95% 乙醇。

（4）稀释石炭酸复红液：取碱性复红 4g 溶于 100ml 95% 乙醇中，制成碱性复红饱和乙醇溶液。取此饱和液 10ml 与 5% 石炭酸水溶液 90ml 混合，用滤纸过滤，即为石炭酸复红染液。再用蒸馏水稀释 10 倍，即为稀释石炭酸复红染液（供革兰染色复染用）。

2. 抗酸染色液

（1）石炭酸复红液：取碱性复红4g溶于100ml 95%乙醇中，制成碱性复红饱合乙醇溶液。取此饱和液10ml与5%石炭酸水溶液90ml混合，用滤纸过滤，即为石炭酸复红染液。

（2）3%盐酸乙醇：取浓盐酸3ml与95%乙醇97ml混合。

（3）碱性美蓝染液：称取美蓝2g溶于95%乙醇100ml中，配成饱和液。取饱和液30ml，与0.01%的氢氧化钾水溶液100ml混合均匀即成。

（三）常用试剂和溶液

1. 细菌生化反应试剂 靛基质试验试剂：对位二甲基氨基苯甲醛5g与戊醇或丁醇75ml混合，置50～60℃水浴箱中过夜，次日取出，徐徐滴入浓盐酸25ml，滴加时随滴随摇动，置暗处备用。

2. 缓冲溶液

（1）pH8.6的0.05mol/L巴比妥缓冲液（离子强度0.05）：巴比妥1.84g，巴比妥钠10.3g，加蒸馏水至1000ml。

（2）pH7.2～7.4的0.03mol/L碳酸盐缓冲液：Na_2HPO_4 0.84g，KH_2PO_4 1.36g，溶于1 000ml蒸馏水中。

（3）标本稀释液PBS－Tween：NaCl 29.22g，KH_2PO_4 0.2g，$Na_2HPO_4 \cdot 12H_2O$ 1.15g，Tween－20 0.5ml，加蒸馏水至1000ml。调节pH至7.2，置4℃保存。

（4）pH5.0磷酸盐－柠檬酸盐缓冲液：$Na_2HPO_4 \cdot 2H_2O$ 11.86g，柠檬酸·H_2O 7.3g，加入蒸馏水1000ml。

（田 毅）

参考文献

1 陈兴宝．病原生物学和免疫学．北京：人民卫生出版社，2005
2 赵富玺．病原生物学与免疫学．北京：人民卫生出版社，2005
3 刘瑞梓，郭奕芳．免疫学与病原生物学考试指南．上海：复旦大学出版社，2004
4 唐建民．医学微生物学及免疫学实验指导．北京：人民军医出版社，2003
5 谢小东．医学免疫学习题集．北京：军事医学科学出版社，2005
6 尹学念．免疫学和免疫学检验实验指导．北京：人民卫生出版社，2001
7 安云庆．医学免疫学试题精集．北京：人民军医出版社，2002
8 司传平．医学免疫学教学大纲和习题集．北京：人民卫生出版社，2005
9 尹丙姣，吴雄文．医学免疫学应试指南．北京：科学出版社，2004
10 曹英林，周亚滨．医学免疫学与微生物学实验．北京：科学出版社，2000
11 魏保生．医学免疫学笔记．北京：科学出版社，2006